U0226086

◦ 国医养生经典 家庭保健常备 ◦

满江 易磊◎主编

民间验方

MINJIANYANFANG

青岛出版集团 | 青岛出版社

图书在版编目（CIP）数据

民间验方 / 满江, 易磊 主编. -- 青岛 :青岛出版社, 2014.9

ISBN 978-7-5552-0796-2

Ⅰ. ①民… Ⅱ. ①满… ②易… Ⅲ. ①验方—汇编Ⅳ. ①R289.5

中国版本图书馆CIP数据核字(2014)第127523号

《民间验方》编委名单

主　编　满　江　易　磊

编　委　王国防　王雷防　王　振　王秋红　王永华　王晓雅　王达亮　土晓明　牛林敬　牛民强　勾秀红　勾彦康　兰翠萍　田建华　田朋霞　石永青　李志锋　李国霞　李　婷　刘书娟　戎新宇　宋晓霞　宋璐璐　张金萍　杨同英　杨亚菲　陈永超　郑德明　呼宏伟　殷海敬　夏晓玲　梁　琳　康杜鹃　董云霞

书　　名　民间验方
主　　编　满 江　易 磊
出版发行　青岛出版社
社　　址　青岛市海尔路182号（266061）
本社网址　http://www.qdpub.com
邮购电话　0532-68068091
责任编辑　王秀辉
装帧设计　潘　婷
印　　刷　德富泰（唐山）印务有限公司
出版日期　2014年9月第1版　2022年3月第3版第11次印刷
开　　本　16开（710mm × 1000mm）
印　　张　15
字　　数　180千
书　　号　ISBN 978-7-5552-0796-2
定　　价　29.80元

编校印装质量、盗版监督服务电话　4006532017　0532-68068050
本书建议陈列类别：医疗保健类

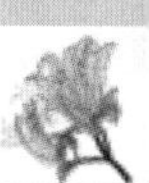

前 言

在“就医难、用药贵”的大环境下，寻求纯天然的食材、草药防治疾病是当今较为安全健康的治病良法。民间验方就是这样一种治病良方。民间流传下来的验方，是经过千百万群众验证的安全、简单、省钱、有效的治疗药方。它既不同于一般的中药方剂，又有别于普通的饮食，是一种兼有药物功效和饮食美味的特殊饮食。我们在少花钱或者不花钱的情况之下，既满足了口腹，又在享受中使身体得到滋补，使疾病得到治疗。

民间验方不但能够治疗各种小病、大病、疑难杂症，在关键时刻还能帮大忙，救急保命。民间验方具有疗效显著、取材方便、经济实用、操作简便、副作用小等特点，非常适合老百姓居家自疗和保健。为帮助读者利用民间验方治病保健，我们收集了来自报刊文献及民间的各种验方，精选出1000多个经典验方，编写了《民间验方》。

本书以科为纲，以科统病，以病统方，以方为主，精选了近现代名老中医的科学验方，其内容极为丰富，涉及内科、外科、儿科、男科、妇产科、五官科、骨伤科、皮肤科共８个临床病科，既包含常见病、多发病，也包含疑难重症，所选方剂均为临床验证了的方子，疗效可靠，针对性强，有着很高的学术价值和使用价值。

本书配有各种中草药插图，使得全书图文并茂，内容丰富，条目清晰，结构完整。既可供药界同仁学习参考、对症施治，亦可供普通百姓及患者对症下药、活学活用。民间验方有一定的适用性，读者朋友在选方时，一定要请有经验的医师进行指导，切莫自作主张，乱用药方。

本书汇集中华医学民间智慧精粹，是您健康生活的必备之书，使您一书在手，百病不愁!

编　者

目录

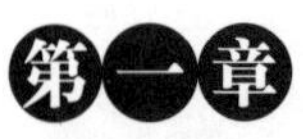

内科验方

感冒 …… 2
支气管炎 …… 5
肺炎 …… 8
哮喘 …… 10
肺气肿 …… 12
胃炎 …… 14
胃、十二指肠溃疡 …… 17
肠炎 …… 20
便秘 …… 23
肝炎 …… 26
脂肪肝 …… 29
慢性肾炎 …… 32
高血压 …… 35
冠心病 …… 38
糖尿病 …… 41
高脂血症 …… 44
中风 …… 47
失眠 …… 49
贫血 …… 51
癫痫 …… 53
类风湿关节炎 …… 55
肝硬化 …… 58
风湿性心脏病 …… 61

第二章

儿科验方

婴幼儿发热 …… 66
小儿肺炎 …… 69
小儿百日咳 …… 72
小儿支气管炎 …… 74
小儿支气管哮喘 …… 77
小儿厌食 …… 79
小儿消化不良 …… 82
婴幼儿腹泻 …… 84
小儿痢疾 …… 87

水疸 …………………… 89
小儿尿频 ………………… 91
小儿惊厥 ………………… 93
小儿夜啼 ………………… 95
婴儿湿疹 ………………… 97
小儿遗尿症 ……………… 99
儿童多动症 ………………101

第三章 男科验方

早泄 ……………………104
阳痿 ……………………106
遗精 ……………………108
血精症 …………………111
不育症 …………………113
附睾炎 …………………117
性欲低下症 ……………119
慢性前列腺炎 …………121

第四章 妇产科验方

闭经 ……………………124
痛经 ……………………126
倒经 ……………………129
不孕症 …………………131
附件炎 …………………134
盆腔炎 …………………136
阴道炎 …………………138
月经不调 ………………141
妊娠呕吐 ………………143
子宫脱垂 ………………145
子宫肌瘤 ………………147
子宫颈炎 ………………149
习惯性流产 ……………151
女阴瘙痒症 ……………153
功能性子宫出血 ………155

第五章 五官科验方

沙眼 ……………………158
咽炎 ……………………160
鼻炎 ……………………163
牙痛 ……………………165
耳鸣 ……………………167

口疮 ……………………169
牙周病 ……………………172
鼻窦炎 ……………………174
结膜炎 ……………………176
角膜炎 ……………………178
青光眼 ……………………180
扁桃体炎 ……………………182
过敏性鼻炎 ……………………185
老年性白内障 ……………………187

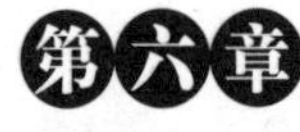

骨伤科验方

骨折 ……………………190
肩周炎 ……………………192
颈椎病 ……………………194
足跟痛 ……………………196
骨质增生 ……………………198
腰肌劳损 ……………………200
跌打损伤 ……………………202
急性腰扭伤 ……………………204
腰椎间盘突出症 ……………………206

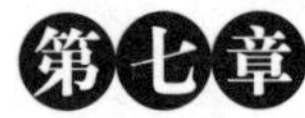

皮肤科验方

癣 ……………………210
湿疹 ……………………212
痤疮 ……………………214
疥疮 ……………………216
脱发 ……………………218
银屑病 ……………………220
酒渣鼻 ……………………222
黄褐斑 ……………………224
荨麻疹 ……………………226
白癜风 ……………………228
皮肤瘙痒症 ……………………230

第一章

内科验方

人体是一台复杂的机器，身体的各个部分和器官各负其责，相互密切配合，保持着高度的协调性，构成一个统一的整体。但人体又是一个疾病高发区，如感冒、失眠、贫血、哮喘、便秘、高血压、低血压、糖尿病、肥胖症、冠心病等内科疾病会偷偷侵袭我们的健康，因此，我们一定要高度重视。本章精心挑选了一些治疗内科病的验方，只要对症选用，定会助你一臂之力，为你减轻或解除内科病带来的痛苦。

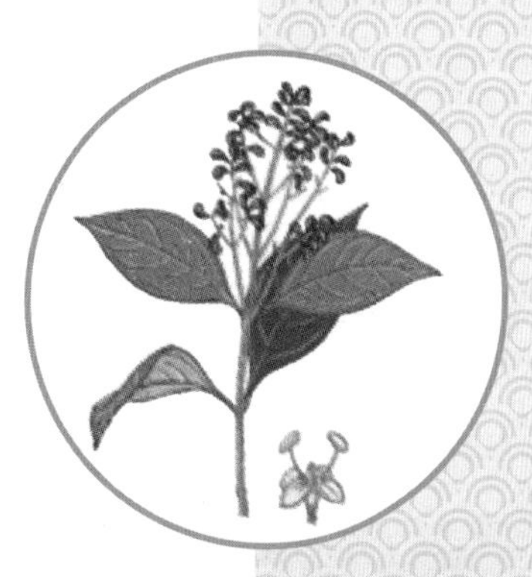

感冒

感冒是最常见的上呼吸道感染疾患，民间俗称“伤风”，是由于受风受寒后，呼吸道局部抵抗力下降，感染病毒或细菌所致。常见表现有头痛、鼻塞、流涕、喷嚏、流泪、恶寒、发热、周身不适或伴有轻微咳嗽等。症状严重，且在一个时期内广泛流行者，称为“流感”。本病四季皆可发病，但以冬春两季多见。中医学认为，感冒是因人体正气不足，感受外邪，引起鼻塞流涕、恶寒发热、咳嗽头痛、四肢酸痛等症状的疾病。感冒一般病程为5～10天，预后良好。但也不尽然，如年老体弱或先天不足者，往往容易患病，反复发作，缠绵难愈，需精心调养。儿童患者若失治或误治，则易并发扁桃体炎、鼻窦炎、中耳炎、气管炎以及肾炎。

板蓝根金银花汤

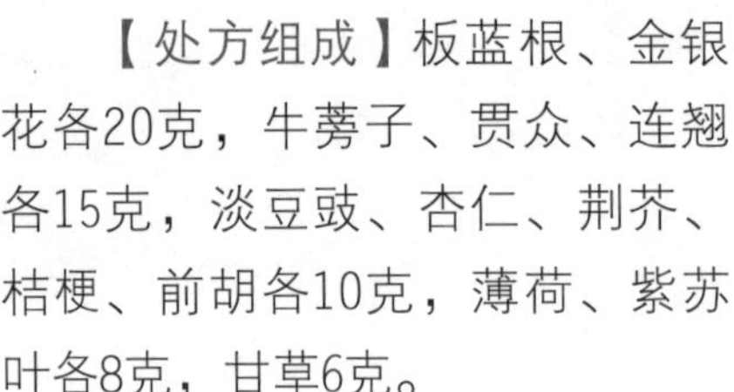

【处方组成】板蓝根、金银花各20克，牛蒡子、贯众、连翘各15克，淡豆豉、杏仁、荆芥、桔梗、前胡各10克，薄荷、紫苏叶各8克，甘草6克。

【用法用量】每日1～2剂，水煎，分2～3次服。

【功效主治】 感冒。

病例验证

用此方治疗感冒患者199例，其中服药2剂治愈者120例，3剂治愈者45例，4剂治愈者34例。

荆芥穗板蓝根液

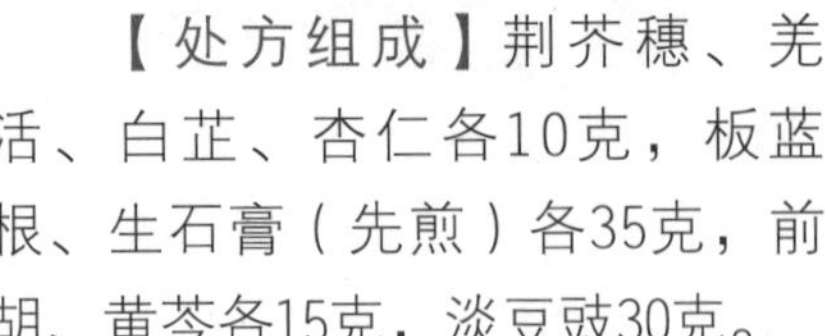

【处方组成】荆芥穗、羌活、白芷、杏仁各10克，板蓝根、生石膏（先煎）各35克，前胡、黄芩各15克，淡豆豉30克。

【用法用量】每日1剂，用温水浸泡15分钟，微火水煎约20分钟，水煎2次，每次煎取药液150～200毫升，每日服2～4次。

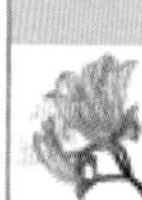

【功效主治】祛风解表，清热解毒。主治感冒。

病例验证

用此方治疗感冒71例，显效56例(78.8%)，有效15例(21.2%)，总有效率100%。如按病情分类，重度者42例，治疗后获显效33例，有效9例；中度者22例，显效16例，有效6例；轻度者7例，治疗后均获显效。在71例感冒患者中，体温37.5℃以上者64例(其中体温37.5℃～38.4℃者22例，38.5℃～40.5℃者42例)，服药后最快于2～4小时内即退热，24小时内体温恢复正常者52例，24～48小时体温恢复正常者12例。

柴胡香薷柴胡汤

【处方组成】柴胡、香薷、金银花、连翘、厚朴、炒扁豆、淡竹叶、藿香各10克，黄芩、焦山栀各5克。

【用法用量】每日1剂，先用温水浸泡30分钟，水煎，水开后10分钟即可，分3～4次温服。

【功效主治】祛暑化湿，退热和中。主治夏季感冒。

【加减】湿邪偏重，症见恶心呕吐明显者，加佩兰叶10克、白豆蔻5克；暑热偏重，高热口渴、心烦、尿短赤者，加生石膏、板蓝根各20克，知母10克；热盛动风，症见高热抽搐者，加紫雪散1支。

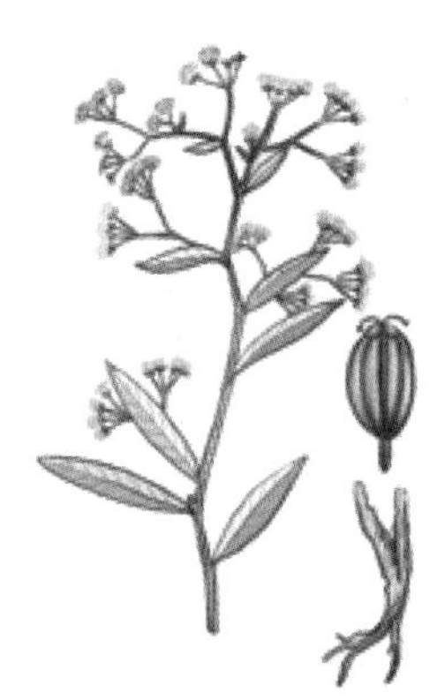

柴胡

【宜忌】汗出热退后避风寒，忌生冷油腻。

病例验证

张某，男，5岁。因持续高热1天，抽搐昏厥2次住院，用抗生素、激素输液治疗，每次输液后体温降至正常，第2天又高热抽搐，如此反复1周。改用此处方治疗，5天后痊愈出院。

青叶龙葵汤

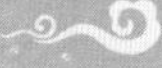

【处方组成】大青叶30克，

龙葵、鱼腥草、射干各15克。

【用法用量】每日2剂，每剂加水600毫升，煎至200毫升，加白糖或蜂蜜，分2次服。

【功效主治】清热解毒，利咽消肿。主治感冒、流行性感冒。

病例验证

此方治疗流感患者94例，治愈87例，无效7例，有效率为92.5%。

柴胡鸭跖草汤

【处方组成】柴胡12克，鸭跖草25克，金银花15克，板蓝根20克，桔梗、桂枝各10克，生甘草6克。

【用法用量】每日1剂，将上药用水浸泡60分钟(以水淹没药面为度)，用文火煮沸3次合并药液，分2次服。

【功效主治】感冒。

病例验证

用此方治疗感冒患者536例，均获治愈。其中服药2剂治愈者491例，3剂治愈者45例。

羌活蒲蓝汤

【处方组成】羌活、蒲公英、板蓝根各15～30克。

【用法用量】每日1剂，水煎，分2～3次服。

【功效主治】外散表邪，内清热毒。主治流行性感冒。

【加减】属风热型口渴甚者，加石膏30克；咳嗽明显者，加桔梗15克；兼见气虚者，加党参18克；若挟湿邪者，加苍术15克；若挟食滞者，加焦麦芽、焦山楂、焦神曲各15克。

病例验证

用此方治疗流感患者86例，其中痊愈78例，有效5例，无效3例，有效率为96.5%。

支气管炎

支气管炎有急、慢性之分。急性支气管炎是由病毒、细菌的感染，或物理与化学的刺激所引起的支气管和气管的急性炎症。疲劳、受惊、上呼吸道感染等，是导致本病的诱因。慢性支气管炎多由急性支气管炎反复发作转变而成。支气管炎发病时很像感冒，表现为刺激性咳嗽，1～2天后咳痰，开始为白色黏稠痰，后为黏液脓性痰，或痰中带血丝。若久治不愈，症状可逐渐加重，咳嗽长年持续，痰多，呈泡沫黏液；有的患者有喘息和哮鸣音。常伴胸骨后疼痛、疲倦、头痛、全身酸痛等症状。本病冬季发病率高，以老年人、小儿为多见。

葛红汤

【处方组成】葛根30克，红花6克，鱼腥草15克，川贝母、百部、款冬花、苦杏仁各10克。

【用法用量】每日1剂，水煎，分2次温服。

【功效主治】化痰止咳，解痉活血。主治慢性支气管炎。

【加减】寒痰阻肺者，加炙麻黄、干姜、白芥子、制半夏；痰热阻肺，加连翘、桑白皮、黄芩、枇杷叶；肺气不足者，加党参、黄芪；肺阴不足者，加南沙参、北沙参、天冬、麦冬；肾不纳气者，加熟地黄、山萸肉、怀山药、五味子、补骨脂、蛤蚧。

病例验证

陈某，女，57岁。患者慢性咳嗽咯痰史已9年余，常于受寒后发作。发病时咳嗽、气短、痰多，精神萎靡，动则气急，头昏腰酸，左肺可闻及少许干、湿啰音，苔薄腻，脉濡。此乃喘促日久，肺病及脾肾。拟本方加玉苏子、白芥子、莱菔子、云苓、制半夏、薄橘红、陈萸肉、补骨脂、党参，五剂后咳嗽、气急明显好转。再予原方5剂，咳喘基本消失，左肺干、湿啰音消失，临床症状好转。随访2年，未见复发。

茜草散

【处方组成】茜草9克(鲜茜草18克)，橙皮18克。

【用法用量】加水200毫升煎成100毫升，日服2次，每次50毫升。10日为1个疗程。

【功效主治】理气调中，燥湿化痰。主治慢性支气管炎。

病例验证

用此方治疗慢性支气管炎患者123例，1个疗程后显效为40.7%；2个疗程后显效为69.1%。

金银咳止汤

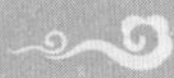

【处方组成】金荞麦、金银花各30克，前胡、地骨皮、黄芩各12克，知母、薄荷(后下)、杏仁、桔梗各9克，枇杷叶（包煎）12克，炙麻黄6～9克，生石膏（先煎）、鲜芦根各30克，碧玉散（包煎）18克。

【用法用量】每日1剂，水煎，分3次服；甚时24小时内服2剂，分3～4次服。

【功效主治】清热解毒，理气化痰。主治急性支气管炎。

【加减】发热甚者，加连翘、鸭跖草各30克；喘甚者，加地龙、枳壳各10克；咳久者，加炙百部、南天竺子各12克，去鲜芦根加石斛30克；咽痒甚者，加急性子9克，威灵仙30克。

病例验证

陈某，女，56岁。因受凉后恶寒发热2天，体温39.2℃，咳嗽气粗，痰滞不爽，色白，咽痛，尿黄便干，苔黄白而腻，脉浮滑而数。X线检查示两肺纹理增粗。白细胞11.8×10^{9}/升。治则宣肺清热，化痰止咳。按此方服用，1剂后体温降至正常，咳嗽减轻，大便通畅。3剂后复查血象正常，症状基本消失。原方追服3天，X线检查示两肺正常。

补元御风汤

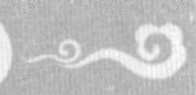

【处方组成】潞党参15克，熟地、怀山药各30克，川贝母、

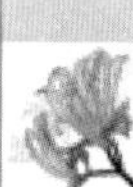

甘草、杏仁、当归、鹿角霜、桑白皮、陈皮、黄芩、白茯苓、白僵蚕各10克，蝉蜕、炒葶苈子、炙麻黄、焙内金各6克。

【用法用量】每日1剂，水煎3次分3次服，42剂为1个疗程。

【功效主治】补元御风，健脾化痰。主治慢性支气管炎。

病例验证

刘某，女，46岁，农民。5年前因患感冒伴咳嗽，经治痊愈，后又常因受寒受风而咳嗽不止，渐至逢冬必发，并连续咳嗽2个月以上方能缓解。此次咳嗽、咯痰已有1月余，早晚咳嗽尤重，痰多而黏稠，且夹白色泡沫，虽用中西药治疗，仍然阵发性咳嗽，并有喉鸣声不断。头昏，畏寒，乏力，食少，全身不适，大便不爽，小便正常；脉细弱，苔薄白，舌淡红，边有齿痕，体温36.8℃，呼吸欠均匀，心音弱，偶发早搏，两肺闻及散在干性啰音；X线检查示两下肺纹理增粗；血常规检查，白细胞计数在正常范围，中性粒细胞偏高。用此方治疗3个疗程，随访3年，未见复发。

平喘止咳散

【处方组成】地龙500克，川贝母、胡颓叶、穿心莲各100克。

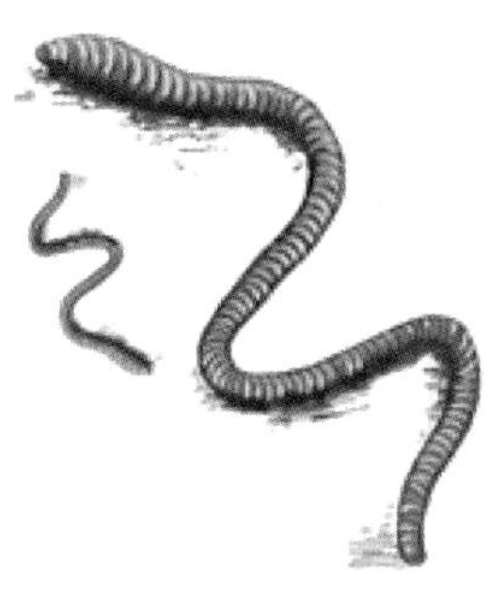

地龙

【用法用量】将地龙放在瓦片上用火烤干，再将4味共研极细粉末，每日服3次，每次6克。1个月为1个疗程。

【功效主治】清肺化痰、止咳平喘。主治慢性支气管炎。

病例验证

用此方共治500例，服1～3个疗程后，痊愈312例，明显好转95例，好转73例，无效20例。治疗有效率为96%。

肺炎

肺炎是指肺组织的炎症。绝大多数由微生物，包括病毒、支原体、立克次体、细菌和真菌等引起，物理、化学性因素和过敏反应等亦可引起肺部的炎症反应。肺炎的临床症状主要为寒战、发热、胸痛、咳嗽、咳痰和气急等，也可伴有恶心、呕吐、腹胀、腹泻和黄疸等消化道症状。严重感染时可发生休克和神经系统的症状，如神志模糊、烦躁不安、嗜睡、谵妄和昏迷等。当机体免疫功能降低时，容易患肺炎。患肺炎后机体消耗甚大，应多饮水，吃高能量、高蛋白、易消化或半流质食物。可适当多吃些水果，补充维生素，这样有利于增加机体的抗病能力，促进早日康复。

清暑益气汤

【处方组成】鲜荷叶30克，鲜西瓜翠衣60克，竹叶、石斛、麦冬、知母各12克，金银花、连翘各18克，黄芩、芦根各15克，炙枇杷叶24克，人参60克(或红参9～12克)，甘草6克。

【用法用量】每日1剂，水煎服。

【功效主治】清热解毒，滋阴润燥。主治肺炎。

病例验证

用此方治疗肺炎14例(发病均在夏至节后)，治愈12例，好转2例，12～72小时退热，24～72小时白细胞总数恢复正常，8天～1个月肺部炎症完全吸收。

麻杏石膏汤

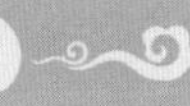

【处方组成】麻黄、杏仁、甘草、荆芥穗各10克，生石膏（先煎）45克，金银花、连翘各15克。

【用法用量】每日1剂，水煎服。

【功效主治】清热解毒，止咳平喘。主治肺炎。

病例验证

用此方治疗肺炎20例，全部治愈。治疗所需时间最短者为6天，最长者18天，平均8.65天。

大青叶四季青汤

【处方组成】大青叶、四季青、野荞麦根各30克，连翘、金银花各15克，杏仁、桔梗、防风、荆芥各9克。

【用法用量】每日1～2剂，水煎，分4次温服。

【功效主治】肺炎。

病例验证

用此方治疗120例，治愈30例，显效85例，无效5例，总有效率为96%。

麻杏石膏合剂

【处方组成】麻黄、甘草各6克，杏仁、地龙、白僵蚕各10克，生石膏（先煎）40克，金银花20克，虎杖、大青叶、柴胡、黄芩、青蒿、贯众、野菊花各15克，鱼腥草20克，草河车12克。

【用法用量】每日1剂，水煎服。小儿酌减。

【功效主治】清热解毒，宣肺平喘。主治肺炎、急性支气管炎辨证属肺热喘咳者。

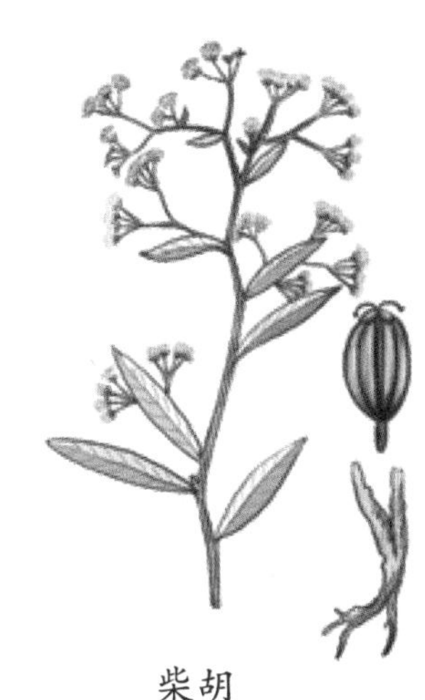

柴胡

病例验证

李某，男，9岁。感冒发热10天未愈，咳嗽较剧，经用多种抗生素无效。症状为唇干燥，咽干，苔黄厚，体温39.2℃，白细胞10×10^9/升，中性粒细胞57%，X线检查示右肺下叶后基底炎变。用此方后，次日体温降至37.2℃，第4天，右肺细湿啰音消失，用药7天后痊愈。

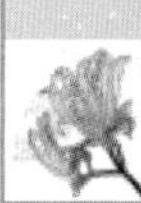

哮喘

哮喘是因气管和支气管对各种刺激物的刺激不能适应，而引起支气管平滑肌痉挛、黏膜肿胀、分泌物增加，从而导致支气管管腔狭窄。喘症以呼吸困难，甚至张口抬肩、鼻翼扇动、不能平卧为特征；哮症是一种发作性的痰鸣气喘疾患，发作时喉中哮鸣有声，呼吸气促困难，甚则喘息难以平卧。由于哮必兼喘，故又称作哮喘。哮喘包括支气管哮喘、哮喘性支气管炎等。

青叶龙葵汤

【处方组成】麻黄10克，杏仁、地龙各20克，射干、全蝎、白僵蚕、陈皮、桃仁各15克。

【用法用量】每日1剂，水煎2次，合并药液400毫升，分3次温服。

【功效主治】调理肺气，化痰止喘。主治支气管哮喘。

【加减】偏热者，加黄芩、川贝母、葶苈子各10克；痰多者，加莱菔子、瓜蒌各10克；偏寒者，加桂枝、干姜、五味子各10克。

病例验证

李某，54岁。哮喘反复发作3年，每逢秋冬之交感邪后发作。近因风寒外侵，咳嗽加剧，喘促，喉中痰鸣，痰白如泡沫状，咳吐不爽，舌淡苔白滑，脉浮紧。服上方7剂后哮喘平，咳痰减少，共治2周后诸症消失，随访2年未见复发。

半夏白芍汤

【处方组成】炙麻黄15克，桂枝、五味子、干姜各9克，制半

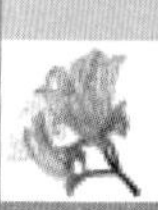

夏、白芍各30克，细辛6～9克，甘草9～15克。

【用法用量】每日1剂，水煎2次，分2次服。

【功效主治】宣肺平喘，止咳化痰。主治支气管哮喘。

【加减】寒痰黏稠者，加旋覆花(包煎)、白芥子、苏子各9克，莱菔子30克；痰热壅肺者，加鱼腥草、金荞麦、生石膏各30克，象贝母9克，淡鲜竹沥30毫升。

病例验证

卓某，女，26岁。自幼有哮喘宿疾，逢冬必发。怀孕分娩后哮喘加重，四季难分。畏寒胸闷窒息，气喘不能平卧，难以入寐，四肢不温，咳吐痰稀，舌苔薄白，脉弦紧。用此方3剂后，哮喘平息，随访2年，未见发作。

茯苓枸杞汤

【处方组成】熟地、丹皮、泽泻、怀山药、五味子、山萸肉各10克，茯苓20克，枸杞子、补骨脂、巴戟天各15克，胡桃肉12克。

【用法用量】水煎服，每日1剂，于早晚饭后一个半小时后服200毫升。1个月为1个疗程。

【功效主治】老年人哮喘。

【宜忌】服药期间忌食生冷油腻，避免受凉。

【加减】偏肾阳虚者，加熟附子、肉桂各10克；偏肾阴虚者，加麦冬、石斛各30克；咳嗽痰多者，加川贝粉(冲服)4克，射干、桔梗、杏仁各10克。

病例验证

王某，男，60岁。患哮喘6年，肺气肿2年。每逢天寒而喘，咳嗽痰多，动则加重。口唇淡紫，面色白，虚汗津津，舌淡红，苔薄白，脉虚滑数，两尺乏力。此为肾阳虚极，不能摄纳，肾气上奔，发为喘息。治以温补肾阳，固摄下元，纳气平喘。处方：熟附子、肉桂、熟地、丹皮、泽泻、怀山药、五味子、山萸肉、射干、桔梗、杏仁各10克，茯苓20克，枸杞子、补骨脂、巴戟天各15克，胡桃肉12克，川贝粉(冲服)4克。煎成汤剂，每天1剂，于早晚饭后一个半小时服200毫升。连服10天，喘息稍平，继服20天，喘息大减。以此方加减调治2个疗程，呼吸自如，重返工作。后以此方制成药丸，服用3个月，随访2个冬春，至今未见复发。

肺气肿

肺气肿是慢性支气管炎最常见的并发症。由于支气管长期炎症，管腔狭窄，阻碍呼吸，导致肺泡过度充气膨胀、破裂，损害和减退肺功能而形成。常见有两种损害形式，一是先天性，缺少某类蛋白质抑制的分解酵素，从而侵犯肺泡壁而变薄，气压胀大使肺泡破裂，壮年为多；另一种因空气污染，慢性支气管炎发作，肺上端受侵害所致。慢性支气管炎、支气管哮喘、硅肺、肺结核均可引起本病。主要症状有咳嗽、多痰、气急、紫绀，持续发展可导致肺源性心脏病。阻塞性肺气肿起病缓慢，主要表现是咳痰、气急、胸闷、呼吸困难，合并感染加重导致呼吸衰竭或心力衰竭。中医学认为，本病属于咳嗽、喘息、痰饮的范畴。治疗上包括去除病因、控制感染、体育医疗和中医施治、改善呼吸功能和肺部状态。

红参半夏汤

【处方组成】红参、清半夏、冬虫夏草各9克，麦冬、核桃肉各12克，五味子、厚朴各4.5克，炙甘草、炒苏子各3克，杏仁、桂枝各6克，生姜2片。

【用法用量】水煎服，每日1剂。

【功效主治】补气敛肺，降气纳气。主治肺气肿。

【加减】肺有瘀血，唇色紫绀者，去厚朴，加莪术9克，黄酒12克；夹外感者，加苏叶9克，陈皮6克。

病例验证

陈某，男，75岁。患者有支气管哮喘20多年。现喘烦满，不能平卧，痰多质稀，色白有沫，苔白，脉微细。X线检查示肺气肿。用本方2剂后，喘逆减半，已能平卧。继服5剂，喘平痰少，脉象有力。后调治10余天，治愈。

麻黄杏仁汤

【处方组成】蜜麻黄、白芥子、葶苈子（包煎）、蜜款冬、清半夏各6克，蜜橘红、光杏仁5克，炙甘草3克，紫苏子、茯苓各10克。

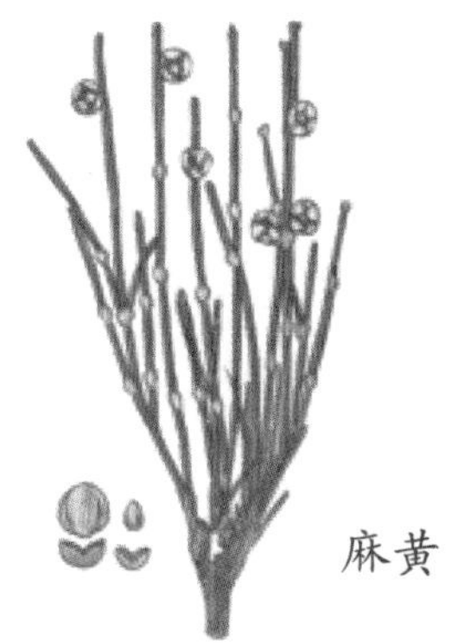
麻黄

【用法用量】每日1剂，水煎服。

【功效主治】宣肺平喘，止咳祛痰。主治急慢性支气管炎、支气管哮喘、轻度肺气肿。

【加减】若恶寒发热、鼻塞流涕等表证明显者，可酌加荆芥、防风、紫苏叶等；痰黏稠，咯吐不爽者，加桑白皮、浙贝母；胸闷不舒者，加瓜蒌、郁金；如痰黄之咳喘者，可加条黄芩、桑白皮、浙贝母等。

病例验证

段某，女，34岁。患者素有哮喘，多年来经常发作。近日不慎受凉，咳嗽不已，且见喘促气急，胸闷，痰多色白，脉细缓，舌质淡红苔白。证属外邪引动内饮致肺气不宣之喘咳。以此方治疗，服5剂后，咳喘明显减轻，仍胸闷，此方加干瓜蒌15克，再进5剂后，诸症悉平。

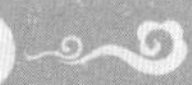

萝卜子粳米粥

【处方组成】萝卜子20克，粳米50克。

【用法用量】将萝卜子水研，滤过取汁约100毫升，与淘洗干净的粳米一同加400毫升水，煮成稀粥。日服2次，温热食用。

【功效主治】化痰平喘，行气消食。主治肺气肿。

【宜忌】凡体质虚弱者不宜食用，忌与人参等补气药物同服。

病例验证

用此方治疗肺气肿患者18例，其中显效8例，有效9例，无效1例，总有效率为94.4%。

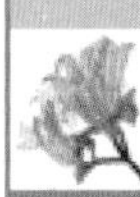

胃炎

胃炎是胃黏膜炎性疾病，分急性、慢性两大类。急性胃炎主要是指因食物中毒、化学品或药物刺激、腐蚀、严重感染等引起的胃黏膜急性病变。主要诱因有烈酒、浓茶、咖啡、辛辣食物、药物、物理因素(粗糙食物)、细菌等。中医学认为，本病属于湿热下注，脾胃失调所致，治疗时应清热利湿，解痉止痛，调理脾胃。中医将下腹感受风寒而致的急性胃炎又分两种：一种是食积泄泻，腹痛与泄泻交并阵发，粪便如糊状，有酸腐味，舌苔白，食欲不振；另一种是湿热泄泻，腹痛与泄泻交并，粪便像水，小便短少，色如浓茶，有口渴症状。慢性胃炎属中医胃脘痛、痞满等症范畴。中医学认为，由气滞、脾虚、血瘀，诸邪阻滞于胃或胃络失养所致。该病以胃黏膜的非特异性慢性炎症为主要病理表现。

本病预后良好，但严重者可有癌变的可能。胃痛及炎症与肝脾密切相关，肝脾气失和常易导致胃病。治疗本病以理气和胃为主。若属虚者，应温中补虚，养阴益胃；若属实者，应以疏肝、泄热、散瘀为主。

柴胡枳实汤

【处方组成】柴胡、枳实、炙甘草、厚朴各10克，白芍、乌梅各30克。

【用法用量】每日1剂，水煎服。

【功效主治】疏肝理气，行气消积。主治萎缩性胃炎。

病例验证

治疗1例萎缩性胃炎患者，其3

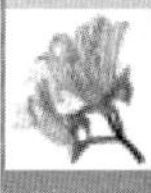

年中，西药治疗不能缓解。后服此方5剂，诸症减轻。前方加丹参、红花各15克，服药后症状悉减。前方继服3个月巩固疗效。半年后复查胃镜为轻度浅表性胃炎。

龙胆草蒲公英汤

【处方组成】龙胆草3克，白花蛇舌草、蒲公英各10～15克，乌梅、甘草各6～10克，全当归、杭白芍各10克。

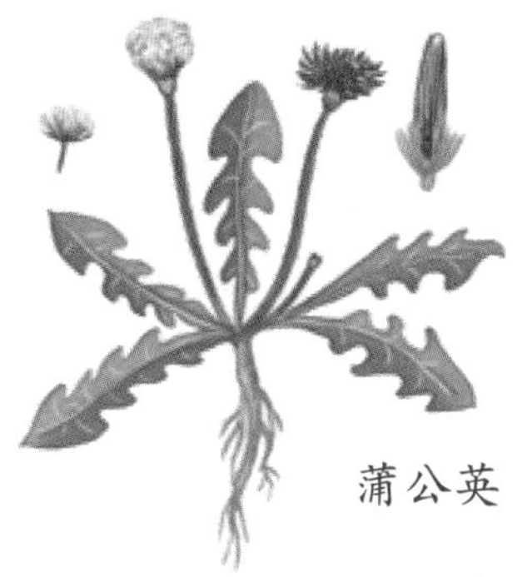
蒲公英

【用法用量】每日1剂，水煎服。

【功效主治】清热解毒，敛阴生津。主治幽门螺杆菌相关性胃炎。

病例验证

用此方治疗患者31例，治疗3月后，治愈(胃镜复查有改善，活检标本示幽门螺杆菌阴性，临床症状基本缓解)22例，好转7例，无效2例，总有效率为93.6%。

马齿苋蒲公英液

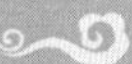

【处方组成】马齿苋30克，黄芩15克，蒲公英20克，藿香、川黄连各10克，木香、生甘草各6克。

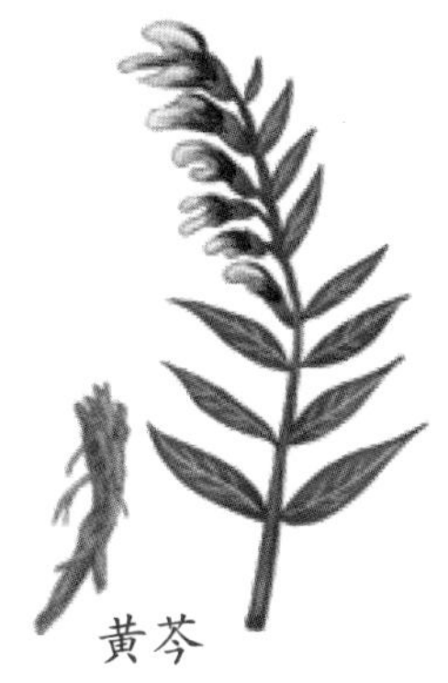
黄芩

【用法用量】将上药加水煎3次后合并药液，分2～3次服，每日1剂。

【功效主治】急性胃肠炎。

病例验证

用本方治疗急性胃肠炎患者87例，均获治愈。其中，服药2～3剂痊愈者32例，4～5剂痊愈者28例，6～7剂痊愈者20例，8～10剂痊愈者7例。

潞党参白术合剂

【处方组成】潞党参、炒白术、白茯苓、甘草、旋覆花（包煎）、川楝子、徐长卿、神曲、莪术、制半夏各10克，陈皮、砂仁（后下）、木香、乳香各6克，蒲公英、佛手各15克，冬瓜皮30克。

【用法用量】每日1剂，水煎3次，分3次服。连服3周为1个疗程。

【功效主治】健脾化湿，清热活血。主治慢性浅表性胃炎。

病例验证

施某，女，45岁。上腹部隐痛、闷胀、嗳气时轻时重5年，经反复治疗疗效不显，近1周来，疼痛加重而就诊。经诊：脉涩，苔薄白，舌淡红，边有齿印及瘀点，上腹隐隐作痛，食后尤甚，并伴饱胀、嗳气，胃脘有压痛。胃镜示弥漫性胃黏膜表面呈红白相间和部分斑状改变，X线检查示胃下缘在髂嵴连线下1.5厘米，B超检查示胆壁稍粗欠光。诊断为慢性浅表性胃炎。先后服此方21剂，诸症消除，并以枳实每日20克泡茶频服1个月以善后。1年后经胃镜及X线复查，均未见明显异常，胃疼未发。

车前子粉

【处方组成】炒车前子适量。

【用法用量】研末装瓶，每顿饭前服4.5克。

【功效主治】急性胃炎、慢性胃炎。

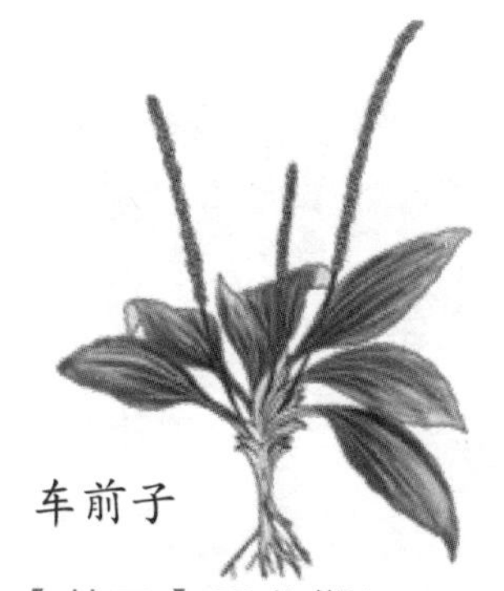

车前子

【禁忌】服药期间，忌食辛辣刺激性食物。

病例验证

用上药治疗急性胃炎患者25例，其中痊愈21例，显效2例，有效2例；慢性胃炎患者45例，其中痊愈14例，显效18例，有效13例；溃疡病患者33例，显效20例，有效12例，无效1例。

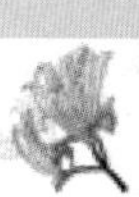

胃、十二指肠溃疡

胃溃疡和十二指肠溃疡虽然发生的部位不同，但发生溃疡的原因大致一样，所以疗法也大致相同，现在先说明胃溃疡发生的原因及症状。胃溃疡的发生，现代医学认为是胃黏膜的血液循环不良时，该部位的抵抗力减低。在这些抵抗力较弱的地方，由于受到过多的胃酸刺激，而产生溃疡，所以，胃酸过多是溃疡的主因。它的症状主要为上腹痛，常在胸骨之下，也就是我们常说的人字骨之下的心窝部分。有时因神经的传布，会放射到胸部两面下侧，甚至背后和肩部疼痛；疼痛大多是在饭后，和饮食有关。胃溃疡痛时，吃了东西，反而觉得好一点，但又不能多吃，因为吃多了，会感觉胀痛，结果痛势更厉害。除了疼痛之外，有时会吐酸水、呕吐；至于大便，经常秘结，甚至便血。十二指肠溃疡疼痛的部位是在心窝部偏右方，比胃溃疡痛的部位稍稍偏向右下方。从疼痛的时间来说，十二指肠溃疡大多在饥饿时，或是食后半夜作痛。严重的溃疡会大量出血而成休克状态，也有迁延不治，导致穿孔、幽门狭窄和严重的腹膜炎等并发症，甚至危及生命。

党参黄芪汁

【处方组成】党参、当归各20克，黄芪30克，三七(研粉吞服)6克，赤芍15克，茯苓、白术、枳壳、广木香、乌贼骨、浙贝母、甘草各10克。

【用法用量】每日1剂。煎前用冷水浸泡1小时，煎2次，每次煎开30分钟，两汁混合后分3次服。

【功效主治】益气活血，理

气和中。主治胃及十二指肠球部溃疡，表现为胃脘胀痛、泛酸纳少、肢倦乏力、面色萎黄、脉沉细，舌淡红、苔白。

【宜忌】治疗期间，忌吃生、冷、硬食物及烟酒辛辣刺激之品。

病例验证

张某，男，39岁，干部。胃脘胀满，饥时隐痛，时有泛酸，曾有黑便，业已两年，间断服用西药，少效。经肠胃钡餐造影示十二指肠球部溃疡(球部明显畸形)。西医嘱手术治疗，因畏惧手术治疗，要求服用中药。经检查：面色萎黄、舌淡红、苔薄白、脉沉细，胃脘以胀气不适为主，饥时偶有隐痛，有时泛酸。用此方加厚朴10克，治疗3月自感诸症俱减，精神转佳，面色转红润，续服上方加减中药1个月。随访28年来，胃病未再复发，身体健康。

白头翁黄芪糖浆

【处方组成】白头翁210克，生黄芪105克，蜂蜜280克。

【用法用量】先将白头翁、生黄芪用清水漂洗并浸泡1昼夜，然后用文火浓煎2次去渣取汁。另将蜂蜜煮沸去浮沫加入药液中浓缩成糖浆，备用。用时，每次服20毫升，每日服3次，于饭前用热开水冲服。

【功效主治】胃、十二指肠溃疡。

病例验证

用上方治疗胃、十二指肠溃疡患者147例，其中胃溃疡56例，治愈18例，好转31例，无效7例；十二指肠球部溃疡78例，痊愈31例，好转44例，无效3例；复合性溃疡13例，痊愈2例，好转9例，无效2例，总有效率为91.8%。

白芍延胡索液

【处方组成】白芍40克，延胡索20克，十大功劳叶、五灵脂各15克，白及30克，乳香、没药、生甘草各10克。

【用法用量】将上药水煎3次后合并药液，分早、中、晚服；每日1剂，半个月为1个疗程。

【功效主治】胃、十二指肠溃疡。

【加减】若胃酸偏低者，加

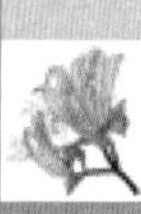

乌药10～15克；若胃酸偏高者，加乌贼骨10～15克。

病例验证

用本方治疗胃、十二指肠溃疡患者56例，其中，治愈者50例，显效5例，无效1例。对治愈者随访2年，未见复发。

冬青白芷汤

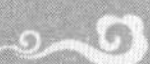

【处方组成】冬青30克，川楝子、白芷各15克。

【用法用量】每日1剂，水煎，分2次服。30日为1个疗程，1个疗程未愈而有效者可继服第2个疗程，2个疗程未愈者停药。

【功效主治】消肿排脓，燥湿止痛。主治胃、十二指肠溃疡。

病例验证

本组共治疗70例，治愈60例，占85.9%；好转6例，占8.6%；无效4例，占5.5%。

黄芪桂枝合剂

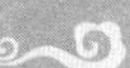

【处方组成】炙黄芪、杭白芍、桔梗、蒲公英、旋覆花(包煎)、丹参、白芷、当归、生龙骨（先煎）、甘草各10克，金银花、连翘衣、紫花地丁各15克，穿山甲、川桂枝、槟榔、制乳香、没药各6克，谷芽30克。

【用法用量】每日1剂，水煎3次，分3次服。3个月为1个疗程。亦可制丸服。

【功效主治】清热解毒，化瘀生新。主治胃、十二指肠溃疡。

病例验证

俞某，男，43岁。上腹灼热痛反复发作3年余，经X线及胃镜检查，诊为十二指肠球部溃疡伴胃窦炎(浅表性)，中西药治疗缓解后依然反复。近半月来，上腹痛甚，不能食，食则呕吐，嗳气泛酸水，口干不欲饮。脉细涩，苔薄白，舌质深红，剑突下稍偏右有压痛且明显，大便成形，隐血试验阳性，肝胆超声无异常。用此方治疗，并嘱进易于消化的食物。先后共服30剂，上腹痛及呕吐、嗳气均止，大便隐血试验阴性。继以上方制丸，每次5克或以丸化水，1日3次，连服3个月以善后。1年后复查，十二指肠球部变形消失而告愈。

肠炎

肠炎是小肠或肠黏膜发炎的总称，表现为急性和慢性两种。急性肠炎是肠黏膜受刺激而发炎，下腹受风寒，或吃得太饱都是致病的原因。中医将它分为两种，一种是食积泄泻，症状是腹痛，泻后痛减，过一会又痛，再泻后又减，粪便如糊状，有酸腐味，舌苔发白，且食欲不振；另一种是湿热泄泻，症状是腹痛即泻，痛一阵泻一阵，粪便像水一样，小便短少，色如浓茶，有口渴现象。慢性肠炎表现为腹内时时咕咕作响，有时疼痛，大便不畅，便中带有黏液。常见的有慢性菌痢和阿米巴痢疾。

马齿苋汤

【处方组成】马齿苋60克，大蒜(捣成蒜泥)15克，红糖适量。

【用法用量】先以马齿苋煎汤，冲服蒜泥，加红糖。顿服，每日2～3次。

【功效主治】肠炎，腹泻。

病例验证

用此方治疗患者21例，其中痊愈20例，无效1例，总有效率为95.2%。

白芍白术汤

【处方组成】炒白芍25克，炒白术15克，陈皮6克，防风10克。

【用法用量】每日1剂，水煎，分2次服。

【功效主治】养血柔肝，行气止痛。主治慢性肠炎。

病例验证

治疗慢性肠炎35例，痊愈28例(占80%)，好转5例(占

14.25%)，无效2例(占5.7%)，总有效率为94.3%。

仙鹤草桔梗汤

【处方组成】仙鹤草30克，桔梗6克，乌梅炭、甘草各4克，白槿花、炒白术、生白芍各9克，广木香5克，炒槟榔10.2克，甘草4克。

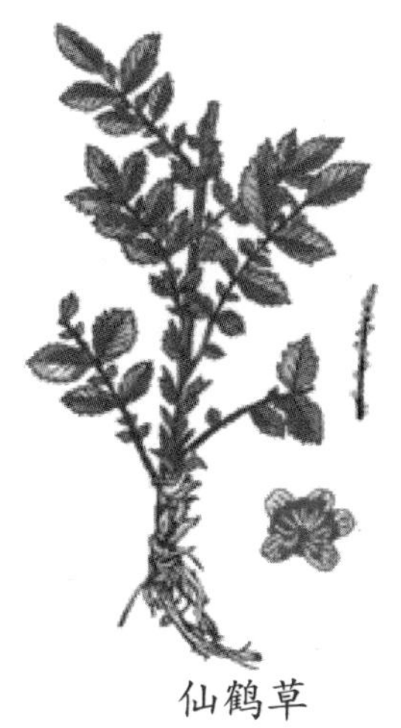

仙鹤草

【用法用量】每日1剂，水煎2次，分2次服。

【功效主治】补脾敛阴，清化湿热。主治疾久泻，包括慢性菌痢、阿米巴痢疾及慢性结肠炎，经常泄泻，时轻时剧，时作时休，作则腹痛、腹胀，大便溏薄，夹有黏液，间见少许脓血，反复发作，久治不愈者。

【加减】本方用治阿米巴痢疾时，应另加鸦胆子14粒，去壳分2次吞服；慢性痢疾、慢性结肠炎肝郁脾滞征象较著者，去槟榔，加柴胡4.5克，蓖麻15克，秦艽9克；腹痛甚者，应加重白芍与甘草用量：白芍15～30克，甘草9～15克；明泄泻日久，体虚气弱，而腹胀不明显者，去木香、槟榔，加炙升麻4.5克，党参12克，炙黄芪15克。

病例验证

用此方治疗患者98例，其中痊愈71例(占72.4%)，好转25例(占25.5%)，无效2例(占2%)，总有效率为98%。

旱莲当归液

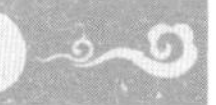

【处方组成】旱莲草20克，当归、毛姜、阿胶、白术各10克，黄连、木香、防风、炙甘草各6克，干姜3克。

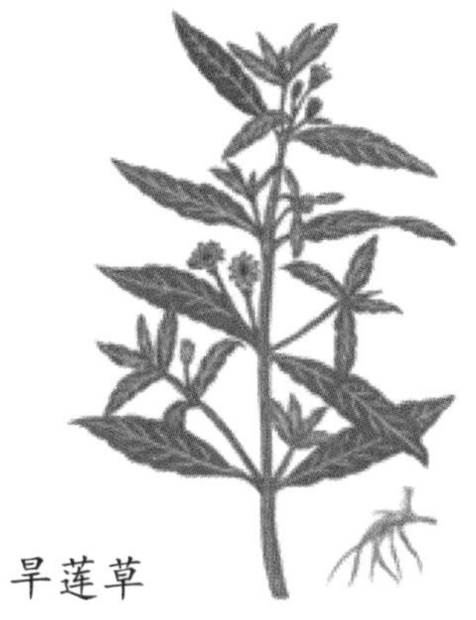

旱莲草

【用法用量】每日1剂，两次所煎药液合并约400毫升，早晚2次空腹分服。其中阿胶应另炖烊化，分2次兑入药液中。症状缓解取得疗效后，可按上方剂量比例，研末(阿胶烊化)为丸，每服10克，日2次空腹吞服，以巩固疗效，再服2～6个月为宜。

【功效主治】燮理阴阳，祛邪厚肠止泻。主治慢性腹泻(慢性结肠炎等)。症见腹泻经久反复不已，大便溏薄，日二三次，夹赤白黏液，腹痛隐绵，按之不减，形体消瘦，四肢不温，神疲倦怠，纳谷不馨，脘腹不适，口干黏或苦，不甚喜饮，舌质淡红或暗红，多细裂纹，苔薄白微腻，脉虚濡或细弦略数。

【加减】湿热偏盛者，加马齿苋30克；便血者，加地榆10克、鸦胆子(每服15粒，去壳吞服，日2次)；阴虚偏甚，泻下量多者，加乌梅20克。

病例验证

万某，男，32岁。腹痛便泻赤白黏液，时或便血半年余。多方医治乏效，乙状结肠镜检查发现18～20厘米处充血、糜烂，有出血点。见其面容憔悴，形体清癯，畏寒肢冷，四肢不温，口干唇红，腹痛隐隐，按之不减，大便溏薄夹赤白黏液，日三四次，舌淡暗有浅细裂纹，苔白薄微黄，两脉虚濡且细。证为阴阳两虚，气血不足，寒热气血壅遏为害，治当标本兼顾，缓调为要，遂拟本方加地榆10克、鸦胆子30粒(去壳2次吞服)。1个月后诸症大减，大便成形，只后段略稀。做镜检，患处已无糜烂，仅见出血点。继服上方去地榆、鸦胆子，加乌梅20克、白芍10克以养阴和营。又服20剂后临床症状痊愈，纳增便调，形体气色恢复正常。又镜检，已无出血点，溃疡已愈合。

车前子金银花汤

【处方组成】车前子（包煎）20克，金银花15克，防风、川黄连各10克，鸡内金8克。

【用法用量】将上药水煎，每日1剂，分2～3次服。

【功效主治】急性肠胃炎。

病例验证

用此方治疗急性胃肠炎患者39例，经用药3～6剂后，均获治愈。

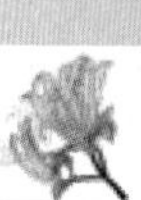

便秘

粪便在肠腔滞留过久，大量水分被肠壁吸收，致使粪便干燥、坚硬，不易排出，称为便秘。便秘的原因是多方面的：①因腹肌、肛提肌衰弱排便动力降低、结肠痉挛(其症状为腹泻与便秘交替)、进食过少、水分缺乏等原因引起的便秘，叫功能性便秘；②因患部分性肠梗阻，或其他病变，或因铅、砷、汞等中毒，致使肠蠕动减弱引起的便秘，叫器质性便秘。一般说来，短期便秘对人体的影响不大，但便秘长期得不到纠正，直肠内的有害物质不能及时排除，就会对人体产生不良影响。由于这些影响是逐渐产生的，不容易立即引起重视，发现后再治疗时已是积习难返。有些人不把便秘当回事，其实，便秘可以引起早衰、营养不良、肥胖、肠癌及某些精神障碍等疾病。老年人便秘还会诱发和加重心绞痛、脑出血、肺气肿、痔疮、肛裂等病症。

黄芪当归汤

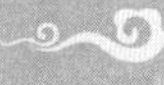

【处方组成】黄芪30克，金银花、白芍、麻仁、肉苁蓉、当归各20克，威灵仙15克，厚朴、酒大黄各7克。

【用法用量】每日1剂，水煎服。酒大黄不后下，大便调顺后再停药。

【功效主治】益气养液，润肠导滞。主治老年虚证便秘。

【加减】大便连日得畅者，可减免酒大黄；便燥严重者，加玄明粉3～5克冲入；气虚重者，加党参20克；腹胀重者，加木香10克；腰腿酸软者，加杜仲10

克，牛膝10～15克。

病例验证

张某，男，81岁，原患糖尿病及冠心病、心房纤颤多年，现两病均较稳定，但苦于大便干燥不畅，数日一行，腹满而痛，先时用麻仁润肠丸等尚有效，近数月亦不起作用。如用泻药则引起便泻不止，虚惫气短，痛苦万状。诊脉弦大，涩而少力，代止不匀。舌嫩而赤，苔黄浊不匀，证属气血阴液俱不足，燥热蕴蓄六腑，宜标本兼治，于补气养血益阴药中，辅以清降之品。以此方加玄明粉3克，服药后大便得下，且下后腹中舒泰，气力精神转佳。减去玄明粉连服此方月余，大便每1～2日一行，很正常，糖尿病及心脏病较前好转，诊脉仍代止，但已较前柔和有力，舌苔亦渐趋正常。以此方改配丸剂，用以巩固疗效，两月后停药病愈。

白术生地汤

【处方组成】生白术90克，生地黄60克，升麻3克。

【用法用量】每日1剂，水煎，分2次服。

【功效主治】便秘。

病例验证

李某，38岁。患便秘半年，用本方治疗，服药1剂，不到4小时，一阵肠鸣，矢气频传，大便豁然而下，又继服20剂获得痊愈。至今3年，未曾复发。

白术枳实液

【处方组成】白术30克，枳实15克。

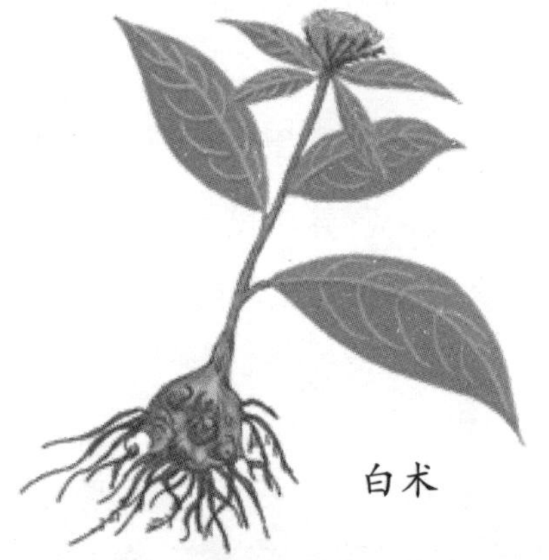

白术

【用法用量】将上药水煎3次后合并药液，分早、中、晚3次服，每日1剂。5剂为1个疗程。

【功效主治】便秘。

病例验证

用此方治疗便秘患者144例，均获治愈，其中，用药1个疗程治愈者101例；2个疗程治愈者33

例；3个疗程治愈者5例；4个疗程治愈者5例。愈后随访2年，未见复发。

紫草汤

【处方组成】紫草15克。

【用法用量】冷水浸泡半小时后，煮沸2～3分钟，候温饮服。每剂水煎2次，每日1剂。

【功效主治】凉血活血，清热解毒。主治习惯性便秘。

病例验证

邓某，男，68岁。患习惯性便秘10年，因大便秘结而致血压升高。改用本方服药后大便通畅，血压也趋于正常。后隔日1剂又服月余。追访1年，未见复发。

核桃仁蜂蜜酥

【处方组成】核桃仁250克，蜂蜜50克，白糖100克，植物油750毫升。

【用法用量】将核桃仁放入沸水中浸泡后取出，剥去外衣，洗净沥干。取锅上火，加入植物油烧热，下核桃仁炸酥，然后倒入漏勺内，沥去油，装入盘中。原锅洗净上火，加入蜂蜜熬浓，起锅浇在核桃仁上。当点心食用，酥甜适口。

【功效主治】温补肺肾，润肠通便。适用于便秘。

病例验证

用此方治疗便秘者68例，其中治愈51例，好转16例，无效1例，总有效率为98.5%。

凉拌菠菜

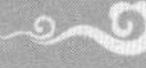

【处方组成】菠菜250克，生姜25克，精盐2克，酱油、麻油各5毫升，花椒油2毫升，味精、醋各适量。

【用法用量】将菠菜择去黄叶，洗净切成段，鲜姜去皮切成丝。锅内加水，置火上烧沸，加入菠菜略焯，捞出沥净水，轻轻挤一下，装在盘内，抖散晾凉，再将姜丝、醋等调料一起加入，拌匀入味。随意食用。

【功效主治】养血通便。适用于便秘。

病例验证

用此方治疗51例，有效率达100%。其中2天而愈者11例，3天而愈者20例，4天而愈者19例，5天而愈者1例。

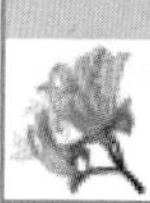

肝炎

肝为五脏之一，开窍于目，有藏血、疏泄等功能。肝脏发生炎性病变，就是肝炎。肝炎的病因有病毒、细菌、阿米巴等感染，也可由于毒素、药物、化学品中毒等引起，有急性、慢性之分。症状上共同之处为恶心，食欲差，厌恶油腻，脘腹胀闷，大便时溏时秘，易疲劳，发热，出虚汗，睡眠差，肝区不适或疼痛，隐痛，肝功能异常，肝肿大，乏力等。传染性肝炎又叫病毒性肝炎，多由肝炎病毒引起。现在已知肝炎有甲、乙、丙、丁、戊等多种。该病预后危险，且极易传播，故确诊后应对患者分床分食进行隔离为好。治疗以中西医结合为佳。

龙胆草木通汤

【处方组成】龙胆草6克，柴胡、山栀、黄芩、车前子（包煎）、泽泻、木通各10克，田基黄30克，甘草3克。

【用法用量】将上药水煎，分2次温服，每日1剂。1个月为1个疗程，也可连续服用。

【功效主治】病毒性肝炎。

【加减】若胁痛甚者，加川楝子、延胡索；若腹胀者，加枳壳、陈皮、川朴、佛手；若呕逆者，加法半夏、陈皮、竹茹、藿香；若腹泻者，加白术、茯苓；若湿重于热者，加蔻仁、草果、藿香、茵陈、滑石、薏苡仁；若有血瘀症者，加丹参、红花、桃仁等。

病例验证

用上药治疗病毒性肝炎患者32例，其中临床治愈者27例，显效4例，无效1例。平均服药62

剂。31例有效，患者经3～6个月的随访，27例已正常工作，有4例因过度劳累或感冒而复发。

黄芪女贞子汤

【处方组成】生黄芪、女贞子、灵芝、太子参各15克，陈皮10克，蒲公英40克，白花蛇舌草、重楼各20克，丹参、生甘草各5克，茯苓30克。

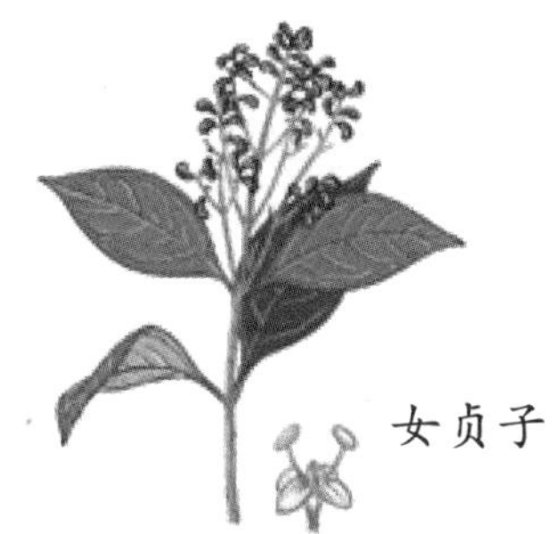

女贞子

【用法用量】每日1剂，水煎服。

【功效主治】益气活血，强肝解毒。主治慢性乙型肝炎。

【加减】尿黄或血清胆红素偏高者，加茵陈；恶心纳差，苔白腻者，加苍术、姜半夏；畏寒肢冷，胃脘冷感者，加附片、干姜、桂枝；轻度腹水，下肢水肿者，加泽泻、益母草；舌质有瘀点，肝区时有掐痛者，加延胡索、桃仁。

病例验证

张某，46岁。患肝病10余年。门诊症见：面色苍白，形寒肢冷，上腹部冷痛，喜温恶寒，四肢乏力，纳差便溏，眠差多梦，时有恶心。化验报告：丙氨酸氨基转移酶波动在120单位/升左右，血清胆红素波动在30毫摩尔/升左右，白球比（A/G）1.0，时有倒置。舌质淡胖，苔白润，脉沉弱。用本方加附子、苍术、姜夏、茵陈、砂仁等治疗3个月症状稳定，丙氨酸氨基转移酶虽偶有升高，但升高后稳步下降，临床症状消失，1年来未见复发。

寄生桑葚丸

【处方组成】桑寄生、桑葚子、韭菜子各20克，生地黄、熟地黄、甘菊花、腊树子、补骨脂各15克，北五味子、山萸肉、薯蓣、泽泻、茯苓、丹皮各10克，枸杞子30克。

【用法用量】研末，制成蜜丸，每丸9克，每日2～3次空腹淡盐水送服。

【功效主治】补肾益肝。主治乙型肝炎。

病例验证

用本方治疗乙型肝炎106例，服药3～5个月，其中治愈64例，好转36例，无效6例，总有效率为94.34%。

泽兰郁金汤

【处方组成】泽兰、郁金、丹参、桃仁各15克，虎杖、白茅根各20克，栀子、贯众各12克，生大黄9克。

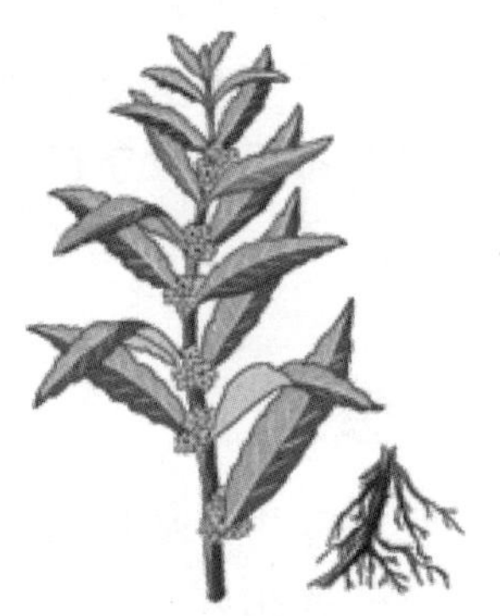

泽兰

【用法用量】每日1剂，水煎服。

【功效主治】急性病毒性肝炎。

【加减】若黄疸重者，加茵陈、金钱草；若纳差者，加草豆蔻、焦山楂、神曲、麦芽；若恶心者，加藿香、竹茹；若腹胀者，加莱菔子、佛手、厚朴；若肝脾肿大者，加三棱、莪术、鳖甲、牡蛎。

病例验证

用此方治疗急性病毒性肝炎64例，其中临床治愈57例，好转6例，无效1例。治愈时间最短20天，最长35天，平均治愈时间22.5天。黄疸消退者最快9天，最慢20天，平均14天。

脂肪肝

脂肪肝是因脂质在肝内的堆积所致。根据肝细胞内脂滴大小不同，又可分为大泡性脂肪肝和小泡性脂肪肝两大类。造成脂肪肝的原因很多，肥胖是一个重要原因，营养素摄入不足也会引起脂肪肝。酗酒、糖尿病、肝炎病人吃糖过多等原因都会引起脂肪肝。临床许多药物可影响肝内合成运输脂肪的载脂蛋白，以致中性脂肪在肝内聚集形成脂肪肝。脂肪肝是肝脏疾病发展过程中一个非常重要的中间环节，因它是一个可逆的病理过程，首先要去除病因如戒酒，停止对肝脏有毒药物接触等，对糖尿病患者要通过饮食与药物来控制血糖。饮食在脂肪肝治疗中十分重要，肥胖患者要限制食量和糖量，只要体重减轻，便可使肝脂肪消退，逐步恢复正常，多吃水果、蔬菜，不吃或少吃含胆固醇及三酰甘油高的食物，而且要长期坚持，必然有益。本病相当于中医的“积聚”范畴。

山楂首乌汤

【处方组成】生山楂、何首乌、泽泻、黄精各30克，丹参、虎杖、决明子各20克，柴胡10克，生大黄(后下)3克，荷叶15克。

【用法用量】每日1剂，水煎服。1个月为1个疗程，治疗3个疗程。

【功效主治】泄热祛瘀，消食化积，养肝健脾。主治脂肪肝。

【加减】腹胀明显者，加炒莱菔子；恶心重者，加半夏；右胁疼痛者，加白芍、龙胆草；服药后每天大便超过3次者，减少虎杖、何首乌剂量；吐酸水者，加乌贼骨或减生山楂剂量。

病例验证

用此方治疗患者52例，其中显效25例，有效23例，无效4例，总有效率为92.3%。

虎杖首乌液

【处方组成】虎杖30～50克，生何首乌15～20克，泽泻、茯苓、白术各20～30克，荷叶10～15克，甘草5～10克。

【用法用量】将上药水煎3次后合并药液，分早、中、晚3次温服，每日1剂。半个月为1个疗程。

【功效主治】脂肪肝。

病例验证

用本方治疗脂肪肝患者44例，经用药1～4个疗程，其中痊愈35例(降脂、肝脏回缩及肝功能均恢复正常)，显效6例(降脂、肝脏回缩及肝功能均明显好转)，有效2例(降脂、肝脏回缩及肝功能均有所好转)，无效1例(治疗前后未见变化)。治愈的病例经随访，均未见复发。

党参黄芪汤

【处方组成】党参、黄芪各30克，茵陈35克，连翘25克，苍术、泽泻、丹参、郁金各20克，决明子、法半夏、黄芩、黄连各10克，大黄8克，生甘草6克。

【用法用量】每日1剂，水煎，分2～3次温服。1个月为1个疗程。

【功效主治】脂肪肝。

【加减】若肝区胀痛者，加延胡索、香附各10克；若血脂偏高者，加生山楂、何首乌各15克；若丙氨酸氨基转移酶偏高者，茵陈加量至50克，栀子20克，垂盆草15克；若肝区光点密集，门静脉增宽者，加红花、桃仁各15克，莪术10克；若大便溏者，去大黄，加炒白术、炒薏苡仁各15克。

【宜忌】服中药期间，患者忌饮酒及肥厚之品，停服降脂西药。

病例验证

经用上药2～4个疗程治疗脂肪肝患者78例，其中治愈56例，显效12例，有效7例，无效3例。

寄生巴戟天汤

【处方组成】桑寄生、巴戟天、何首乌各12克，象贝母、赤芍、白芥子各15克，郁金、枳壳各9克，丹参、泽泻、决明子各30克。

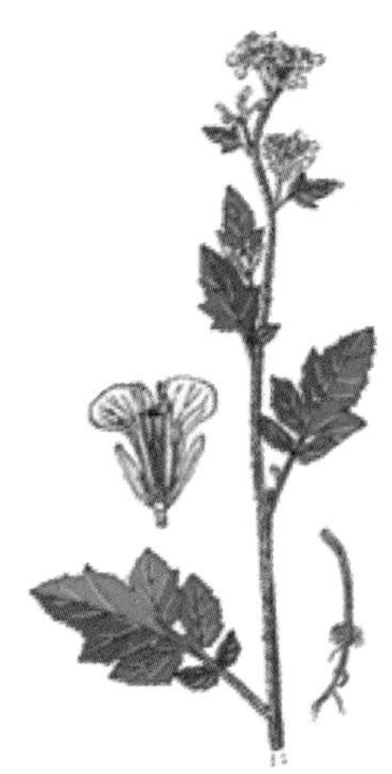

白芥子

【用法用量】每日1剂，水煎服，30日为1个疗程。

【功效主治】脂肪肝。

【加减】脾虚者，加白术、苍术；食积者，加焦山楂、焦神曲、焦麦芽；湿热者，加栀子；丙氨酸氨基转移酶升高者，加垂盆草。

病例验证

用此方治疗脂肪肝68例，临床治愈23例，显效26例，有效17例，无效2例，总有效率为97.1%。

枳实党参汤

【处方组成】枳实、党参、鳖甲(先煎)各10克，茯苓、川楝子、当归各12克，白术、赤芍各15克，三棱、柴胡、莪术各6克，生山楂30克。

【用法用量】每日1剂，水煎服。

【功效主治】疏肝健脾。主治脂肪肝。

病例验证

冯某，男，45岁。因干呕厌食半年，加重月余，入院。经检查：身高168厘米，体重78千克。肝功能正常，胆固醇8.20毫摩尔/升，三酰甘油4.09毫摩尔/升，β-脂蛋白15.10克/升，B超提示脂肪肝。拟疏肝健脾、和胃软坚之法，依上方加陈皮15克、竹茹12克、砂仁（后下）6克。治疗35天，体重下降6.5千克，干呕厌食症状消失。略加减续服25剂，自觉症状消失。胆固醇5.4毫摩尔/升，三酰甘油1.52毫摩尔/升，β-脂蛋白5.9克/升，B超提示肝脏正常。随访1年未见复发。

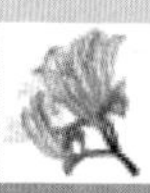

慢性肾炎

慢性肾炎也称慢性肾小球肾炎。本病多发生于青壮年，是机体感染溶血性链球菌后发生的变态反应性疾病，病变常常是双侧肾脏弥漫性病变。病情发展较慢，病程在1年以上，初起病人可毫无症状，但随病情的发展逐渐出现蛋白尿及血尿，病人疲乏无力、水肿、贫血、抵抗力降低以及高血压等症。晚期病人可出现肾功能衰竭而致死亡。本病属中医“水肿”“头风”“虚劳”等范畴，应以健脾助阳为治疗原则。

牛黄肉桂汤

【处方组成】人工牛黄0.6克，肉桂粉2克，田七粉3克，琥珀粉4克。

【用法用量】每日1剂，分2次冲服。

【功效主治】解毒散结，活血祛瘀。主治慢性肾炎。症见血尿、尿蛋白顽固不消，伴头晕、乏力、口苦、口干、水肿、腰痛等。

病例验证

用此方治疗慢性肾炎17例，其中临床治愈6例，疗效显著者5例，有效5例，无效1例，总有效率为94.1%。

金樱菟丝子汤

【处方组成】金樱子、菟丝子、女贞子、枸杞子、车前子（包煎）、丹参各20克，党参、蒲公英、赤小豆各30克，萆薢15克。

【用法用量】每日1剂，水煎服。

【功效主治】补肾益精，健脾固摄，活血化瘀，利水退肿，清热解毒。主治慢性肾炎。

【加减】若气虚者，加黄芪30～60克；血虚者，加何首乌30

克，当归10克；水肿者加泽泻20～30克，大腹皮15克，阳虚者加熟附子6～12克。

病例验证

赵某，女，23岁。患慢性肾炎已3年，虽经长期治疗，症状始终不除，时轻时重。诊见病人面色苍白，颜面、双下肢浮肿，体虚神疲，腰腿酸软，不耐久立，纳差便溏，时有腹胀，舌淡胖苔白，脉弦细稍滑。尿检蛋白(+++)，白细胞少许，红细胞(+)，依上方加黄芪、附子、泽泻。调治3个月，症状完全消失，多次复查尿常规均正常，嘱继服上方1个月，以巩固疗效。随访3年，未再复发。

黄芪鱼腥草汤

【处方组成】黄芪45克，鱼腥草、白花蛇舌草各30克，地龙、益母草、丹参、蝉蜕各15克，金银花20克，猪肾(猪腰子)1个。

【用法用量】每日1剂，水煎服。

【功效主治】补肾健脾，清热解毒，活血化瘀。主治慢性肾炎。症见颜面、下肢水肿，气短喘促，神疲乏力，腰部酸痛，食欲不振，少尿。舌质淡暗，苔薄白或微有黄腻。

病例验证

用此方治疗患者41例，结果痊愈15例，显效21例，好转3例，无效2例，总有效率为95.1%。

益母草半边莲汤

【处方组成】益母草、半边莲各30克，熟地黄12～30克，枣皮、丹皮各6克，茯苓、泽泻、怀山药各12克。

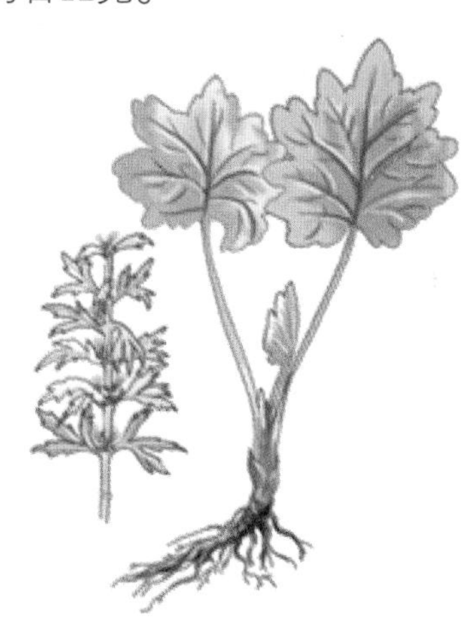

益母草

【用法用量】每日1剂，水煎，分2次服。

【功效主治】慢性肾炎。

【加减】若尿黄者，加白茅根30克；若腰痛者，加川续断15

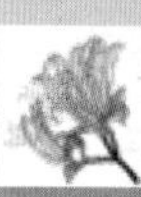

克，杜仲、牛膝各12克；若舌苔黄腻，脉滑数，尿少黄等湿热重者，加黄柏10克，凤尾草30克；若肾阳虚者，加附片10克；若脾虚食少便溏者，加芡实12～30克，莲子12克；若气虚者，加黄芪12～30克，党参12克。

病例验证

用此方治疗慢性肾炎患者10例，均获治愈。其中服药最少者24剂，最多者392剂，平均124剂。观察最短者半年，最长者7年，均未再复发。

地黄小蓟汤

【处方组成】生地黄、北沙参、玄参各10～20克，墨旱莲、荔枝草各15～30克，小蓟15～20克，黄柏10克，白茅根30～60克。

【用法用量】水煎服，每日1剂。

【功效主治】养阴，清热利湿。主治慢性肾炎。

【加减】热毒重者，加白花蛇舌草15～30克；咽痛甚者，加蝉蜕6克，射干10克；腰痛甚者，加川续断15克；乏力明显者，加太子参15克；挟瘀者，加丹皮、赤芍各10克。

病例验证

用此方加减共治39例患者，结果临床治愈17例，显效12例，有效8例，无效2例，总有效率为94.9%。

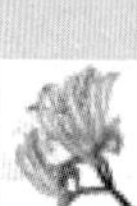

高血压

高血压主要是以动脉血压升高为主要表现的一种疾病。成人收缩压≥140mmHg和（或）舒张压≥90mmHg，且不在同一天3次测量值均高于正常，一般即认为是高血压。患者通常感到头痛、头晕、失眠、心悸、胸闷、烦躁和容易疲乏，严重时可发生心、脑、肾功能障碍。中医学认为，引起血压升高的原因是情志抑郁，恚怒忧思，以致肝气郁结，化火伤阴；或饮食失节，饥饱失宜，脾胃受伤，痰浊内生；或年迈体衰，肝肾阴阳失调等。高血压分为原发性高血压及继发性高血压两类。原发性高血压是以血压升高为主要临床表现的一种疾病，占高血压患者的80%～90%。继发性高血压是指在某些疾病中并发血压升高，仅仅是这些疾病的症状之一，故又叫症状性高血压，占所有高血压患者的10%～20%。

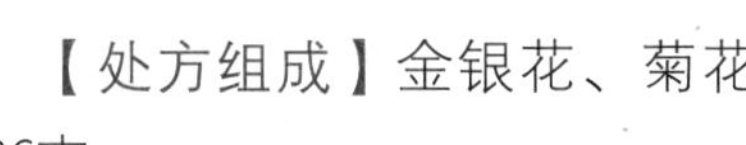

降压花茶

【处方组成】金银花、菊花各26克。

【用法用量】每日1剂，1剂分4份，每份用沸开水冲泡10～15分钟后当茶饮，冲泡2次弃掉另换。可连饮1个月或更长时间。

【功效主治】软化血管。主治高血压。

【加减】若头晕明显者，加桑叶12克；若动脉硬化、血脂高者，加山楂24～30克。

病例验证

用上药治疗高血压患者46例，其中单纯高血压病27例，单纯动脉硬化症5例，高血压伴有动脉硬化14例。服药3～7天后头痛、眩晕、失眠等症状开始减轻，随之血压渐降至正常者35例，其余病例服药10～30天后均有不同程度的效果。

决明子汤

【处方组成】决明子24克，枸杞子、菟丝子、沙苑子、桑葚子各12克，女贞子15克，金樱子9克。

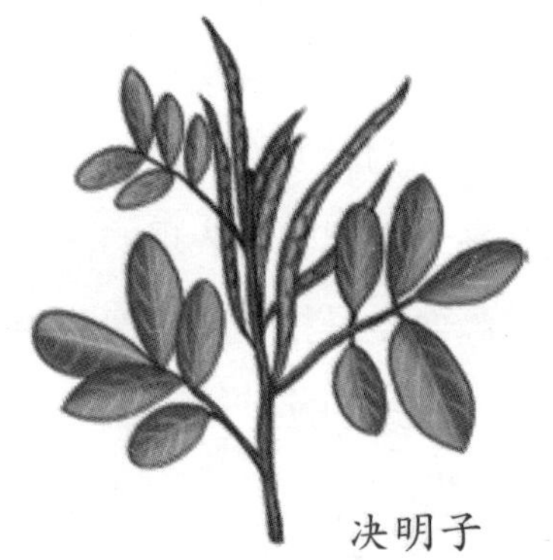

决明子

【用法用量】每日1剂，水煎服。

【功效主治】滋肝补肾，降压息风。主治肝肾阴虚性高血压。

病例验证

余某，女，51岁。患高血压已5年余，血压时常持续在210～180/110～100毫米汞柱。经常头昏、头痛、性情急躁易怒、失眠多梦、腰膝酸软、四肢麻木、面色潮红、五心烦热，舌红，苔薄黄，脉弦细数。曾服用多种西药降压，效果不理想，而求用中药治疗。证系肝肾阴虚，故投以“七子汤”加用钩藤、白芍、桑寄生，服药6剂，症状明显好转，血压稍有下降至175/95毫米汞柱。药已见效，守前方再进15剂，服后诸症基本消失，血压稳定在150～140/90～85毫米汞柱，原方加减，又服1个月，巩固疗效。停药后随访1年余，未见血压再升高。

五皮汤

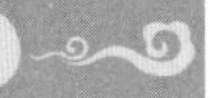

【处方组成】桑白皮50克，大腹皮30克，赤茯苓皮15克，陈皮9克，生姜皮6克。

【用法用量】每日1剂，水煎服。

【功效主治】行气导滞，利水散浊。主治高血压危象。

【加减】如头痛剧烈，伴恶心、呕吐、失眠时，加天麻、钩藤；如精神错乱、躯体木僵、抽搐、视力模糊时，加天麻、白僵蚕；如胸闷痛时，加瓜蒌皮、丹参。

病例验证

用此方治疗50例高血压患者，显效(症状消失，血压恢复到发病前水平)38例，有效6例，好转2例，无效4例，总有效率为92%。

葛根二黄汤

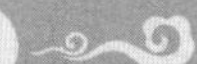

【处方组成】葛根6克，黄连、黄芩各3克，甘草2克。

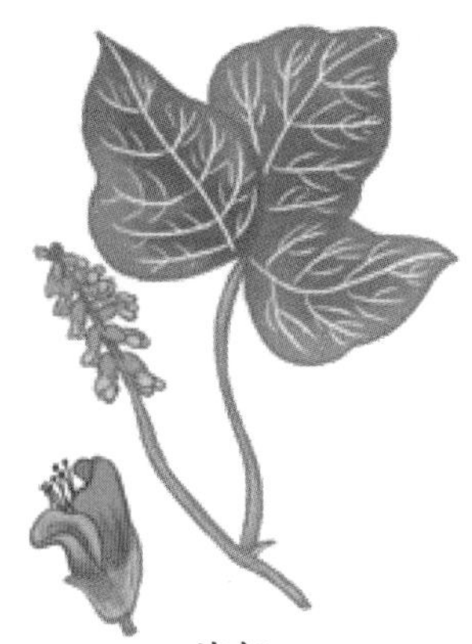

葛根

【用法用量】每日1剂，水煎3次，分3次服。

【功效主治】高血压病。症见项背强，心下痞硬，心悸，舌苔薄黄、脉数或结代。

病例验证

某女，60岁，患高血压病6年，左眼底出血，左半身知觉麻痹。感冒后，无食欲，出冷汗，大便软，心下痞硬，右脐旁有压痛点。用葛根二黄汤1周后，诸症好转，两周后血压降至130/90毫米汞柱。

花生苗汤

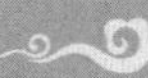

【处方组成】花生全草(整棵干品)50～100克。

【用法用量】切成小段，泡洗干净，煎汤代茶饮，每日1剂。血压正常后，可改为不定期饮用。

【功效主治】清热益血，降血压，降低胆固醇。对治疗高血压病有较理想的功效。

病例验证

用此方治疗高血压患者48例，其中显效38例，好转8例，无效2例，总有效率为96%。

冠心病

冠心病是冠状动脉粥样硬化性心脏病的简称。冠心病是一种40岁以后较为多见的心脏病。中老年人由于生理功能的逐渐衰退，如果对钙质摄取不足，会导致钙质从骨组织中大量释出，这一方面会造成骨质疏松，另一方面会使骨组织中的胆固醇等物质大量释出并沉淀或附着在血管壁上，加重血管硬化，从而影响人体血液循环。冠状动脉是供应心脏血液的血管，如果在此血管的内膜下有脂肪浸润堆积就会使管腔狭窄，堆积越多狭窄就越严重，如此限制了血管内血液的流量。血液是携带氧气的，如心脏需氧增多或血流减少到一定程度，就会使心肌缺乏氧气供应，不能正常工作。本病相当于中医的“胸痹”“胸痛”“真心痛”“厥心痛”等范畴。在治疗方面应根据“急则治其标，缓则治其本”的原则，疼痛期以通为主，活血化瘀，理气通阳。疼痛缓解后以调理脏腑气血，培补正气为主。

养心定志汤

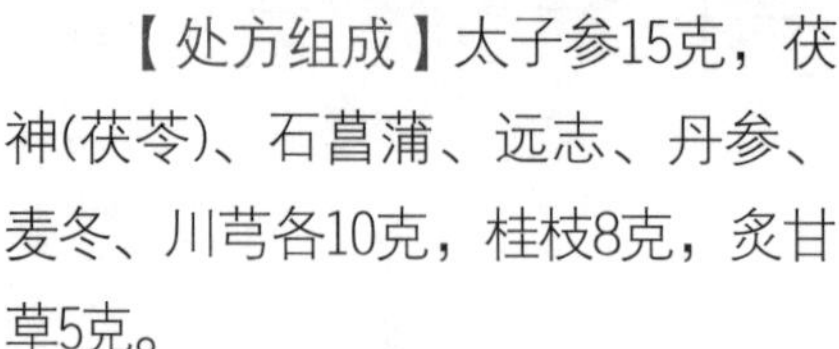

【处方组成】太子参15克，茯神(茯苓)、石菖蒲、远志、丹参、麦冬、川芎各10克，桂枝8克，炙甘草5克。

【用法用量】每日1剂，水煎服。

【功效主治】益心气，补心阳，养心阴，定心志。主治冠心病。

【加减】胸闷憋气，胸阳痹阻较甚者，加瓜蒌、薤白；心痛剧烈，痛引肩、背，气血瘀滞重者，加三七、金铃子；心烦易怒，心慌汗出，心肝失调者，加

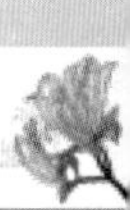

小麦、大枣；若高血压性心脏病，亦可用此方，去龙骨，加决明子、川牛膝、杜仲；肺源性心脏病，可加银杏、天冬、生地、杏仁，去川芎。

病例验证

用此方治疗冠心病患者329例，其中显效201例，好转112例，无效16例，总有效率为95%。

党参酸枣仁汤

【处方组成】党参、酸枣仁各15～30克，黄芪18～30克，麦冬、桑寄生各12～15克，五味子3～6克，益母草30克。

【用法用量】每日1剂，水煎服。1个月为1个疗程，一般连服1～3个疗程。

【功效主治】益气安神，补益气血。主治冠心病。

病例验证

用此方治疗24例，结果显效10例，改善12例，无效2例，总有效率为91.7%。

当归玄参汤

【处方组成】当归、玄参、金银花、丹参、甘草各30克。

【用法用量】每日1剂，水煎服。

【功效主治】活血化瘀，解痉止痛。主治冠心病，胸痞气短，心痛，脉结代，能治疗肝区刺痛及肾绞痛。

【加减】冠心病：上方加毛冬青、太阳草，以扩张血管；若兼气虚者，加黄芪、生脉散，以补益心气；若心血瘀阻甚者，加中药方剂冠心Ⅱ号，以活血化瘀。病毒性心肌炎：上方加郁金、板蓝根、草河车，以清热解毒活血。自主神经功能紊乱心律失常者：上方配合甘麦大枣汤或百合知母汤，以养心安神，和中缓急。

病例验证

李某，女，65岁。患冠心病10余年，近日卒感胸闷，气短，心悸，脉结代，口腔溃疡，舌质光泽无苔。按此方服药6剂，脉结代好转，由三至一止，变为二十四至五止，继用上方。三诊脉已不结代，心律基本正常，观察一年半，病情无反复。

党参麦冬田三七汤

【处方组成】党参、丹参、

朱茯神、郁金、麦冬各15克，桂枝3克，五味子、炙甘草各9克，砂仁（后下）6克，田三七1.5克。

【用法用量】每日1剂，水煎服。6～8周后改为隔日1剂。

【功效主治】益气通阳，养心活血，化瘀通脉。主治冠心病。

病例验证

用此方治疗冠心病患者36例，结果显效13例，改善19例，无效4例，总有效率为88.8%。

黄芪党参红花汤

【处方组成】黄芪30克，党参、丹参各20克，川芎10克，当归、红花各15克。

【用法用量】每日1剂，水煎，分2～3次服。

【功效主治】补气养血，活血通络。主治冠心病。

病例验证

宋某，女，71岁。经常于夜间突发左侧胸前区疼痛，持续约几分钟至十几分钟，可自然缓解。常因劳累或情绪波动而诱发。近期发作频繁，呈加剧之势，伴胸闷心悸，短气乏力，自汗，面色萎黄，舌质淡紫，边有瘀斑，脉沉细无力。经检查：心率66次/分，心律齐，未闻及明显杂音。肺呼吸音清晰。心电图：V1−V3导联的S−T段水平型压低≥0.1毫伏，T波倒置。提示心肌供血不足，诊断为冠心病心绞痛。给予本方治疗，日1剂，水煎服。半月后复诊：自诉服药1周后未再出现左胸前区疼痛，仍觉胸闷气短，偶咳，痰少而黄，舌质转为淡红，舌边瘀斑变浅，脉沉细。守上方加法半夏10克，瓜蒌、薤白各15克，继进15剂。月余再诊，精神转佳，胸痛已缓解，但走上3～4层楼后，仍觉胸闷，偶咳无痰，舌淡红，脉沉细。复查心电图：V1−V3导联的S−T段已恢复正常水平，T波转为直立，但较低平，守上方加枳壳15克，继服10剂巩固疗效。

糖尿病

糖尿病又称消渴，是一种由胰岛素相对分泌不足或胰高血糖素不适当地分泌过多而引起的以糖代谢紊乱、血糖增高为主要特征的全身慢性代谢性疾病。此病早期无症状，随其发展可出现多尿、多饮、多食、疲乏、消瘦，尿液中血糖含量增高，或并发急性感染、肺结核、动脉粥样硬化、末梢神经炎、趾端坏死等。早期诊断依靠化验尿糖和空腹血糖及葡萄糖耐量试验。此病重者可发生动脉硬化、白内障、酮症酸中毒等。按病情可采用饮食控制、胰岛素等降血糖药治疗，避免精神紧张，加强体育锻炼等也有利于预防本病的发生、发展。中医学认为，本病是由于饮食不节、情志不调、恣性纵欲、热病火燥等原因造成。本病多见于40岁以上喜欢吃甜食而肥胖的病人，脑力劳动者居多。创伤、精神刺激、多次妊娠以及某些药物(如肾上腺糖皮质激素、女性避孕药等)是诱发或加重此病的因素。发病时伴有四肢酸痛、麻木感，视力模糊，肝肿大等症。

麦冬茶

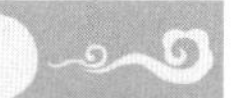

【处方组成】麦冬(鲜品)全草50克。

【用法用量】每日1剂，切碎，水煎，代茶饮。

【功效主治】养阴润肺，清心除烦，益胃生津。主治糖尿病。

【宜忌】凡脾胃虚寒泄泻、痰饮湿浊及外感风寒咳嗽者均忌用。

病例验证

李某，55岁。症见烦渴，能食善饥，尿频量多。化验：空腹血糖12.6毫摩尔/升，尿糖

(+++)，诊为糖尿病。证属肺胃燥热。遂按上方用鲜麦冬全草水煎代茶饮。连饮3个月，查血糖、尿糖均正常。为巩固疗效，以每日30克鲜麦冬，水煎代茶饮月余。随访4年，未见复发。

仙鹤草汤

【处方组成】仙鹤草30克。

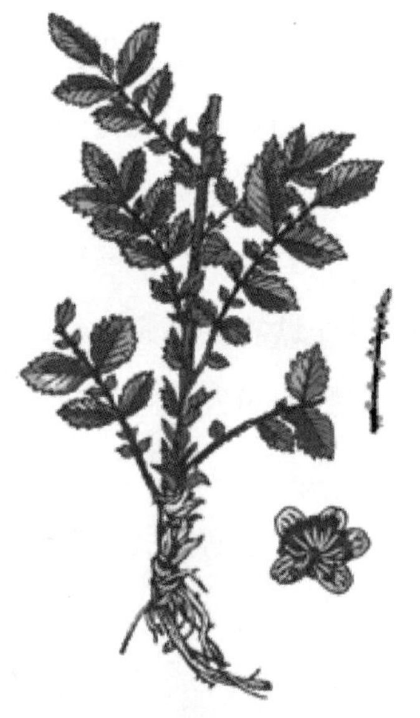
仙鹤草

【用法用量】每日1剂，水煎服。

【功效主治】糖尿病。

病例验证

林某，女，55岁。查空腹血糖18毫摩尔/升，诊断为糖尿病。经中西医调治，获效甚微，出现纳呆乏力，身体消瘦。以上方水煎服，日服1剂。20剂后，诸症好转，复查空腹血糖为13毫摩尔/升。继服20剂，诸症皆除。

参母石膏汤

【处方组成】人参(党参加倍)5克，知母10克，生石膏（生煎）30克，黄连、阿胶(烊化)、天花粉、麦冬、地骨皮各9克，白芍、山药、黄精、蒸首乌各15克，鸡子黄(兑冲)2枚。

【用法用量】每日1剂，水煎服。

【功效主治】滋补肝肾，养阴润燥，益气清热，生津止渴。主治糖尿病。

病例验证

用此方治疗215例糖尿病，近愈62例，好转88例，总有效率为70%。近愈标准：停药半年，三多症状消失，空腹血糖在7.2毫摩尔/升以下，尿糖(±)。好转：三多症状基本消失，血、尿糖均有下降，且较稳定。

黄芪生地汤

【处方组成】生黄芪15克，生地黄20克，生山药、葛根、黄连、石斛、天花粉各10克，黄柏8克。

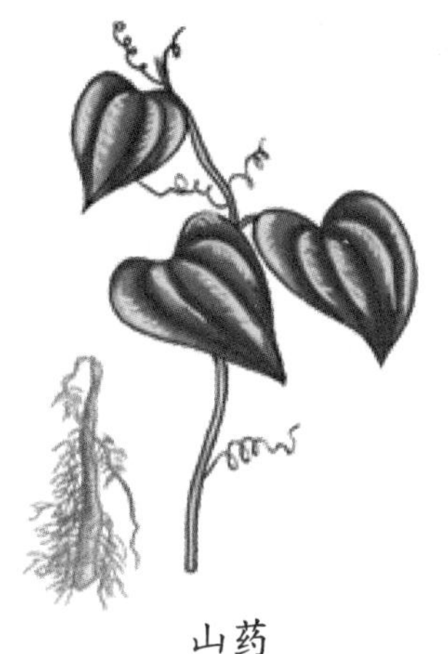

山药

【用法用量】每日1剂，水煎服。

【功效主治】益气养阴，清热生津。主治糖尿病。

病例验证

用此方治疗52例，随访1年，其中显效31例，有效18例，无效3例，总有效率为94.2%。

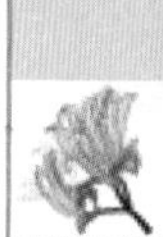

高脂血症

高脂血症是以单纯高胆固醇血症或单纯高三酰甘油血症或两者兼见的血脂代谢紊乱性疾病。就病因而言，有的是由多个遗传基因缺陷与环境因素相互作用所致。有的是由饮食饱和脂肪酸过高、进食过量、吸烟、运动量少、肥胖、某些药物等引起。有的则是继发于其他疾病。所以，高脂血症不是一种特定的疾病，而是一组疾病。由于血脂在血液中都是以蛋白结合的形式存在，所以又有人将高脂血症称为高脂蛋白血症。高脂血症与动脉粥样硬化、心脑血管病、糖尿病、脂肪肝、肾病等的发病有着密切关系，是形成冠心病的主要危险因素之一。高脂血症的直接损害是加速全身动脉粥样硬化，因为全身的重要器官都要依靠动脉供血、供氧，一旦动脉被粥样斑块堵塞，就会导致严重后果。高脂血症还可引起肝脏损害，当血脂升高超过机体代谢需要时，脂肪便在肝脏内堆积起来形成脂肪肝。

山楂首乌汤

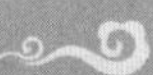

【处方组成】生山楂30克，何首乌、泽泻各20克，决明子25克，荷叶、丹参各15克，生甘草10克。

【用法用量】将上药水煎3次后合并药液，分2～3次服，每日1剂。1个月为1个疗程。服用15日、30日分别空腹抽血查血脂。

【功效主治】高脂血症。

病例验证

用此方治疗高脂血症患者59例，其中显效45例，有效12例，无效2例。一般服药15天左右症状显著好转。服药最少者10剂，最多者36剂，平均19剂。

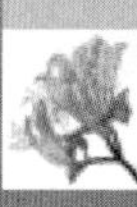

大黄散

【处方组成】生大黄适量。

【用法用量】将上药研末，每次服3克，1日3次。连服2个月为1个疗程。

【功效主治】降血脂。主治高脂血症。

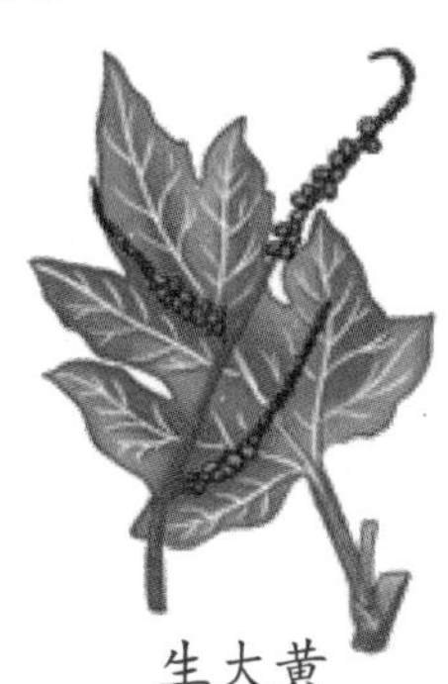

生大黄

【宜忌】用此方治疗期间停服其他降血脂药物。

病例验证

刘某，男，49岁。诊断为冠心病和高脂血症。经检查：血清胆固醇每100毫升359毫克，三酰甘油每100毫升178毫克。按上方连服生大黄粉2个月后，胆固醇降至每100毫升178毫克，三酰甘油降至每100毫升98毫克。

大黄茵陈汤

【处方组成】制大黄10克，猪苓、泽泻、白术、茵陈各20克，何首乌、生薏苡仁、决明子、金樱子各25克，柴胡、郁金各15克，生甘草6克。

【用法用量】将上药加水600毫升，文火煎至300毫升，分早、晚2次服，10日为1个疗程，一般连服2～3个疗程。

【功效主治】高脂血症。

病例验证

用此方治疗高脂血症患者85例，其中显效63例，有效20例，无效2例。服用最少者1个疗程，最多者2个疗程。显效的63例，经随访2年，均未见复发。

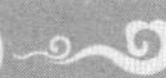

首乌地龙汤

【处方组成】何首乌15克，地龙、川芎、女贞子、枸杞子、熟地黄、绞股蓝各10克，没药6克。

【用法用量】每日1剂，水煎服，4周为1个疗程。

【功效主治】高脂血症。

【加减】如阳虚明显者，加淫羊藿、肉桂；阴虚明显者，加麦冬、龟板胶。

病例验证

用此方治62例，显效35例，有效22例，无效5例。血脂变化情况：25例总胆固醇增高者，显效12例，有效9例，无效4例；50例三酰甘油增高者，显效29例，有效15例，无效6例。

首乌虎杖汤

【处方组成】何首乌30克，枸杞子、女贞子、赤芍、泽泻各15克，黄芪、丹参、山楂各20克，桃仁、虎杖各10克。

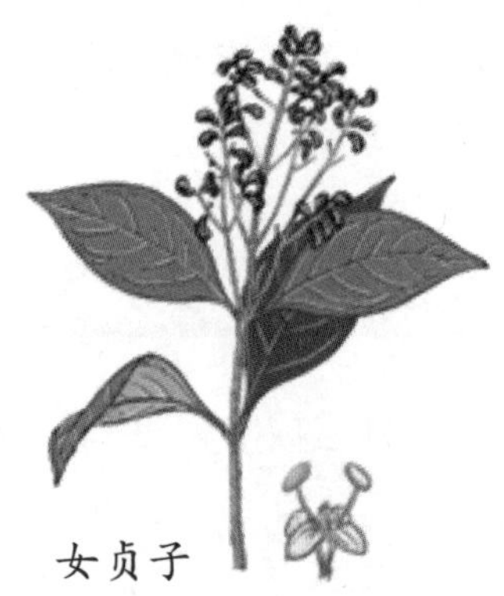
女贞子

【用法用量】每日1剂，水煎，分3次服。

【功效主治】补肾健脾，活血通络。主治高脂血症。症见胸痹、胸痛、心痛、中风、眩晕、胸脘痞闷、肢体沉重、舌苔白腻、脉滑。

【加减】如湿浊重者，加苍术、厚朴、藿香、陈皮；气滞血瘀重者，加柴胡、瓜蒌皮、郁金、田七、香附；血压高者，加钩藤、天麻、决明子；肾阳虚者，加附子、干姜。

病例验证

用此方治疗78例，显效(症状消失，胆固醇、三酰甘油均明显降低)49例，好转20例，无效9例，总有效率为88.5%。

参麦汤

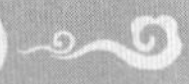

【处方组成】人参、麦冬各10克。

【用法用量】每日1剂，水煎，分3次服。

【功效主治】益气养阴行血。主治原发性高脂血症。

病例验证

用此方治疗71例，其中显效52例，好转18例，无效1例，总有效率为98.6%。

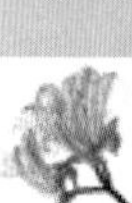

中风

中风又称为急性脑血管疾病，是一种非外伤性而又发病较急的脑局部血液供应障碍引起的神经性损害。因其发病急骤，故也称为卒中或脑血管意外。一般分为出血性和缺血性两类。临床表现为突然昏厥，不省人事，并伴有口眼歪斜、舌强语謇、半身瘫痪、牙关紧闭或目合口张、手撒肢冷、肢体软瘫等。重者可突然摔倒、意识丧失、陷入昏迷、大小便失禁等。中医学认为，脑出血大体属于中脏、中腑范畴。脑血栓、脑栓塞为中经、中络范畴。乃因患者平素气虚血亏，心、肝、肾三脏阴阳失调，或招受外邪，或内伤七情而致病。

石菖蒲远志汤

【处方组成】石菖蒲、炙远志各6～10克，郁金、天竺黄各10～12克，制半夏、茯苓各10～20克，胆南星、泽泻各10～30克，生石决明20～30克，怀牛膝10～15克。

【用法用量】每日1剂，水煎，分2次服，病情危重者每隔6小时服1次。

【功效主治】开窍导痰。主治中风急症(脑出血、脑梗死、蛛网膜下腔出血、脑血栓形成)。

【加减】若脑出血严重者，加参三七、花蕊石、犀角(水牛角代)；抽搐者，加全蝎、钩藤；血压高者，加生牡蛎、夏枯草；寒痰者，用生南星、生半夏；热痰者，用胆南星、鲜竹沥；大便秘结者，加生大黄、玄明粉或番泻叶。

病例验证

用此方治疗患者25例，其中治愈11例，显效8例，好转3例，无效3例，总有效率为88%。

水蛭蜈蚣汤

【处方组成】水蛭、山药各15克，蜈蚣3条，白僵蚕12克，全蝎6克，丹参24克，川芎、甘草各10克。

【用法用量】每日1剂，水煎，分2次服，10剂为1个疗程。

【功效主治】活血化瘀，补益肝肾。主治脑血栓形成。

病例验证

用此方治疗患者26例，平均治疗45天，痊愈16例，显效5例，进步4例，无效1例，总有效率为96.2%。

黄芪玄参汤

【处方组成】黄芪、黄精、丹参、玄参各15克，鸡血藤20克，海藻12克。

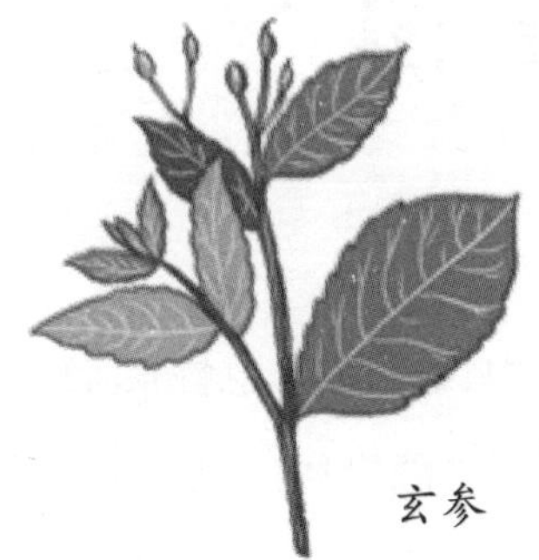
玄参

【用法用量】每日1剂，水煎服。并可随症加减。

【功效主治】益气养阴，活血养荣，化瘀软坚。主治中风后遗症偏瘫。症见中风后一侧肢体偏瘫，肌肉松弛，不能自主屈伸，舌体向健侧歪斜，语言謇涩，舌暗红，苔薄白，脉弦细等。

病例验证

何某，男，59岁。突发脑出血，左侧肢体偏瘫，鼻唇沟变浅，舌体向右侧歪斜。服本方19剂，基本痊愈。

失眠

失眠指睡眠不足或睡眠不深。有几种形式：一是难于入睡（起始失眠）；二是睡眠浅而易于惊醒（间断失眠）；三是睡眠持续时间早于正常，早醒后不能再入睡(早醒失眠)。引起失眠的主要原因是精神过度紧张或兴奋，并伴以头昏脑涨、头痛、多梦、记忆力减退、神倦胸闷、注意力不集中、食欲不振、手足发冷等，常见于神经官能症、神经衰弱等；如失眠伴以情绪不稳、过敏、潮热、出汗、头痛头晕、血压波动、月经紊乱等，年龄在45～55岁间的可能是更年期综合征；如因环境嘈杂或服用浓茶、饮料、药物以及心中有事、忧郁不结、疼痛等原因引起的，均应根据病因，镇定安眠，并进行心理调节。

生地夜交藤汤

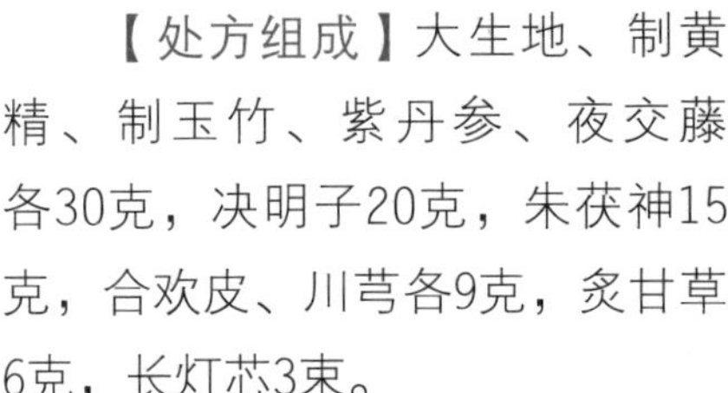

【处方组成】大生地、制黄精、制玉竹、紫丹参、夜交藤各30克，决明子20克，朱茯神15克，合欢皮、川芎各9克，炙甘草6克，长灯芯3束。

【用法用量】将上药水煎，分2次温服，以午后及晚上临睡前半小时服用为佳。

【功效主治】失眠症。

【加减】若胃纳较差，大便溏薄者，加陈皮、山楂、枳壳、麦芽、生地，决明子减量或不用；若心悸严重者，加五味子、麦冬、珍珠母；若大便秘结者，加柏子仁、郁李仁；若精神抑郁或心烦易怒者，加生铁落；若神倦乏力者，加炙黄芪、太子参。

病例验证

用此方治疗失眠患者58例，

其中，治愈43例，显效12例，进步2例，无效1例。

蝉蜕汁

【处方组成】蝉蜕3克。

【用法用量】加水250毫升，武火煮沸，改用文火缓煎15分钟，取汁服。

【功效主治】散热定痉，定惊镇静。主治失眠等症。

病例验证

郝某，女，24岁。患神经衰弱数载，夜难入寐，寐则多梦易醒，甚至彻夜不眠。曾经中西药治疗，效果不佳。改用上方煎水饮用，患者当即安然入寐。依法巩固治疗半个月，旧症消失。随访3年，未见复发。

绿茶酸枣仁饮

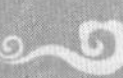

【处方组成】绿茶15克，酸枣仁粉10克。

【用法用量】每日清晨8时前，将绿茶用开水冲泡2次饮用。8时后忌饮茶水。晚上就寝前冲服酸枣仁粉10克。

【功效主治】失眠症。

【宜忌】用本方期间须停其他中西药物。凡高血压病、心动过速、习惯性便秘患者及哺乳期妇女，均应慎用。

病例验证

用此方治疗失眠患者39例，其中治愈34例，好转4例，无效1例。

黄芪白术汤

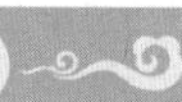

【处方组成】黄芪30克，白术、陈皮、党参、当归、甘草各9克，升麻15克，柴胡12克。

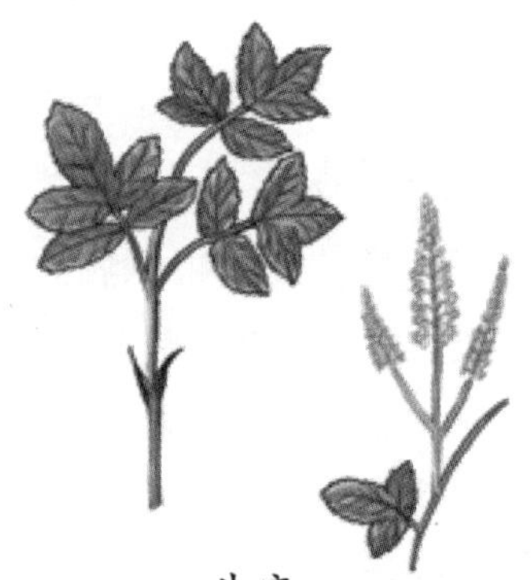

升麻

【用法用量】每日1剂，水煎，分2次服。

【功效主治】补中益气，疏肝解郁。主治失眠症。

【加减】如兼有阴虚者，可加麦冬、石斛各9克。

病例验证

治疗42例，睡眠均明显好转，睡眠时间延长最短1小时，最长8小时，平均3小时以上。

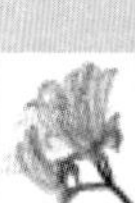

贫血

贫血是指单位容积血液内红细胞数和血红蛋白量低于正常值。症状为头昏、眼花、耳鸣、面色苍白或萎黄、气短、心悸、身体消瘦、夜寐不安、疲乏无力、指甲变平变凹易脆裂、注意力不集中、食欲不佳、月经失调等。病因有缺铁、出血、溶血、造血功能障碍等。缺铁而引起的缺铁性贫血见于营养不良、长期小量出血，治疗应去除病因，并服铁剂。急性大量出血引起的出血性贫血须用输血或手术抢救。另还有红细胞过度破坏引起的溶血性贫血、缺乏红细胞成熟因素而引起的“巨幼红细胞成熟性贫血”、缺乏内因子的巨幼红细胞引起的恶性贫血和造血功能障碍引起的再生障碍性贫血等。中医学认为，治疗贫血既要增加营养及补血，又要重视补气，因为气能生血。严重的必须从补肾着手，因为肾中精华能化生成血。

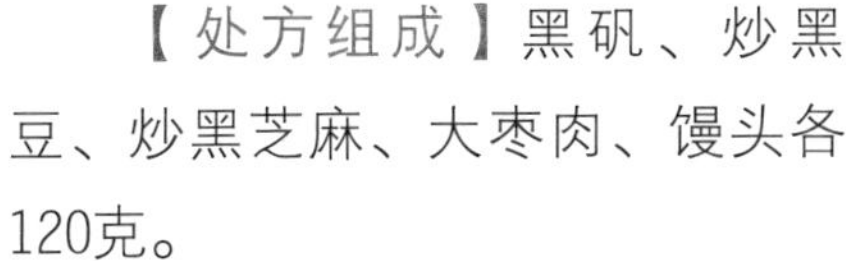

三黑大枣粉

【处方组成】黑矾、炒黑豆、炒黑芝麻、大枣肉、馒头各120克。

【用法用量】将馒头上方开口去心，包入黑矾，火烤使其熔化为度，另将炒黑豆、炒黑芝麻研粉放入，用大枣肉拌匀诸药，压成饼状，晒干研末，均分80包，日服2次，每次1包。

【功效主治】缺铁性贫血。

【宜忌】服药期间忌饮茶水。

病例验证

用此方治疗各种原因引起的缺铁性贫血81例，效果显著者70例，好转11例，一般服80包即可痊愈。

黄芪当归合剂

【处方组成】紫河车、鸡血藤、怀山药、熟地黄、炙黄芪、针砂(先煎)30克，当归20克，杭白芍、白云苓、制香附、陈皮、生麦芽、济阿胶(烊化冲服)、炒白术各10克，潞党参15克，甘草、砂仁(后下)、焙内金各6克，煅绿矾(烊化冲服)0.3克。

【用法用量】每日1剂，水煎3次，分3次服。30剂为1个疗程。

【功效主治】益气养血。主治缺铁性贫血。

病例验证

唐某，女，29岁。6年前，因流产出血过多，后每次月经量多，素感头昏心悸、少寐、乏力、食欲欠佳，屡按缺铁性贫血治疗，选服中药及力维隆糖浆等药，不见效果，迄今未孕。经检查：面色苍白，皮肤乏泽，化验：血红蛋白75.0克/升，红细胞3.1×10^{12}/升，血清铁7.84微摩尔/升，血清总铁结合力91.5微摩尔/升，骨髓未穿刺，肝功能正常，妇科会诊检查，轻度宫颈糜烂，余无特殊。诊断为缺铁性贫血(中度)伴继发性不孕。按此方连服2个疗程。复查，血红蛋白、红细胞及血清铁、血清总铁结合力均正常。1年后，得知患者病愈，身已得孕。

当归首乌汤

【处方组成】全当归、制首乌、黄芪各20～30克，党参、五味子、乌梅、陈皮、茯苓、丹参各15～20克，熟地黄、枸杞子各10～15克，甘草10克。

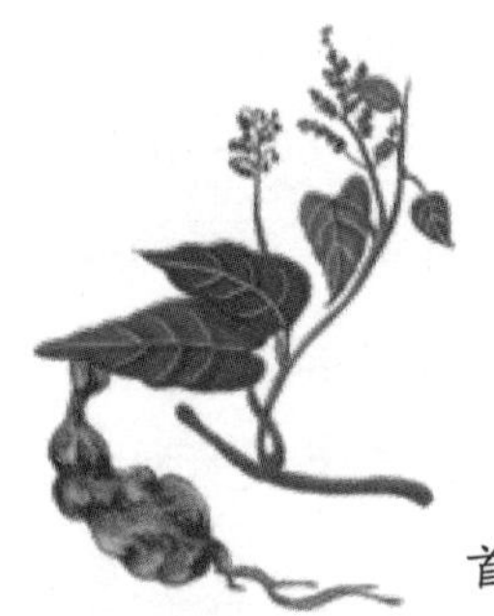
首乌

【用法用量】将上药水煎，每日1剂，分2～3次服。1个月为1个疗程。

【功效主治】缺铁性贫血。

病例验证

用此方治疗患者58例，用药1～3个疗程后，其中治愈50例，显效4例，有效4例。痊愈者随访2年，均未见复发。

癫痫

癫痫是以脑功能短暂异常为特征的一组临床综合征，有原发性癫痫和继发性癫痫两类。癫痫的发作大多具有间歇性、短暂性、刻板性三个特点，以突然昏仆、口吐涎沫、肢体抽搐、移时自醒、反复发作为主要表现。临床上有大发作(羊痫风)、小发作、局限性发作和精神运动性发作四种形式。中医称本病为“痫证”，其病因病机为先天遗传，或大惊卒恐，情志失调，饮食不节，以及继发于脑部疾患，或患他疾之后，使风痰、瘀血等蒙蔽清窍，扰乱神明，其中以痰邪为患最为重要。

柴胡当归汤

【处方组成】柴胡、当归各9克，白芍、白术各12克，茯苓15克，甘草6克，生姜5克，薄荷(后下)3克。

【用法用量】发作期用水煎服，每日1剂，分4次服(临睡前必须服1次)。病情缓解后改丸剂，坚持服半年至1年。

【功效主治】舒肝解郁，理顺肝气。主治癫痫。

【加减】痰涎壅盛，喉中痰鸣者，加石菖蒲、胆南星、远志；气阴不足者，加红参、天冬。

病例验证

刘某，经某医院神经科确诊为头痛性癫痫，每天发作2～3次，每次10多分钟至半小时，经中西医治疗1年多，少效。后以本方加升麻、白芷、川芎治之，服药3剂，发作停止，随访3个月，未见复发。

地龙全蝎合剂

【处方组成】地龙、全蝎、钩藤（后下）、天麻各6克，青礞石10克，胆南星7.2克，二丑15克，清半夏、桃仁、红花各5克，沉香、生大黄各3克，人工牛黄0.3克，白矾8克。

【用法用量】每日1剂，水煎服。连服1～3个月后改为散剂以巩固疗效。

【功效主治】泻火坠痰，平肝止痉。主治癫痫。

【宜忌】脾胃虚弱，正气不足者慎用；虚实夹杂者药量减半。

病例验证

用此方治疗癫痫病人21例，其中显效7人，有效8人，无效6人，总有效率为71.4%。

甘松凌霄花汤

【处方组成】甘松、凌霄花、制附子、石菖蒲各10克，代赭石（先煎）30克，藜芦3克。

【用法用量】每日1剂，水煎，分2次服。

【功效主治】涤痰开窍，息风定痛。主治癫痫。

【宜忌】方中藜芦一味药有毒，逐痰作用强烈，常有胃肠道反应，不可用量过大或久用，故本方宜冷服，治疗过程切忌房事、饮酒。

病例验证

用此方治疗癫痫患者41例，显效17例，有效11例，无效13例，总有效率为68.3%。

沉香神曲饼

【处方组成】沉香、胆南星、海浮石、青藤石、密陀僧各9克，神曲60克，法半夏15克，二丑(生炒)22.5克。

【用法用量】将上药共研为细末，兑入细白面500克，加水适量，和成面块，烙成焦饼(可加少量糖或芝麻)10个。成人每晨空腹吃1个，小儿酌减。

【功效主治】癫痫。

病例验证

用上药治疗癫痫患者16例，其中，痊愈11例，无效3例。未随访2例。最少服1剂，最多服3剂。16例中，少数病例服3～5个饼后出现恶心、厌食或大便稀的现象，酌减服用量后症状即可消失。

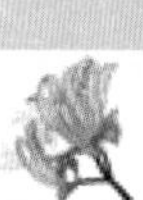

类风湿关节炎

类风湿关节炎又称风湿性关节炎。是一种病因未明、以关节滑膜炎为特征的慢性全身性免疫性疾病。寒冷、潮湿、感染、外伤、营养不良、精神刺激等可能为本病的诱发因素。临床表现：多起病缓慢，可有疲倦、低热等前驱症状，随之四肢小关节游走性疼痛、僵硬，以后累及腕、肘、膝、踝、肩等大关节，呈对称性多关节炎。关节常呈梭形肿大，有运动痛和僵硬感，晨起为甚。反复发作与缓解，后期出现关节僵硬、畸形，邻近肌肉萎缩。少数患者在腕、踝等关节隆突部有像皮样硬度的皮下小结。亦可出现淋巴结、脾脏肿大、角膜炎、巩膜炎、周围神经病变、胸膜炎、心包炎等。本病属于中医的“痹证”范畴。

桂枝川乌除湿汤

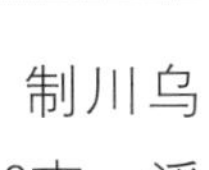

【处方组成】桂枝、制川乌(先煎)、当归、乌梢蛇各10克，淫羊藿、熟地黄各15克，鹿衔草30克，甘草5克。

【用法用量】每日1剂，水煎，分2次服。

【功效主治】祛风散寒除湿。主治类风湿关节炎。症见肢体关节、肌肉疼痛，关节屈伸不利，痛处不红不热，常有冷感，得热则痛稍缓，或疼痛呈游走性，或疼如刀割针扎，或酸痛，关节肿胀，舌质淡，苔白或白腻，脉弦紧或濡缓或浮缓。

【加减】若风盛者，加寻骨风、钻地风各20克；湿盛者，加苍术、白术各10克，生薏苡仁、炒薏苡仁各15克；寒盛者，加制草乌(先煎)、熟附片各10克；刺痛者，加地鳖虫10克，参三七3克(研冲)，延胡索15克；痛剧者，加炙全蝎3克(研冲)。

病例验证

用此方治疗类风湿关节炎患者39例，经过3～6个月的治疗，基本痊愈17例，显效10例，有效9例，无效3例，总有效率为92.3%。

桂枝白芍汤

【处方组成】桂枝、白芍、知母、熟附片、红花、皂角刺、狗脊、防风各10克，生地黄、地龙、骨碎补各20克，生黄芪、桑寄生各15克。

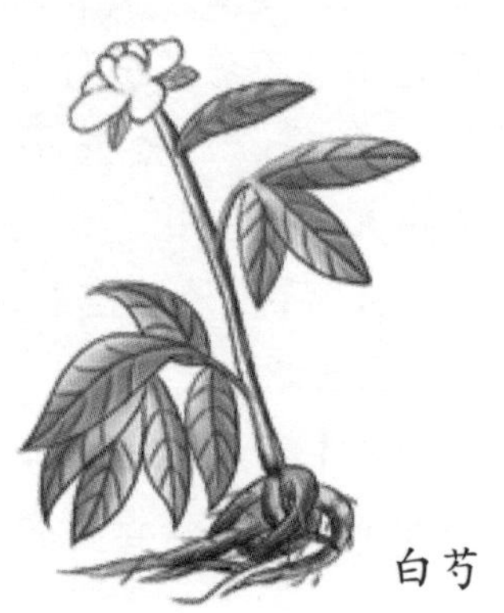

白芍

【用法用量】每日1剂，水煎服。

【功效主治】活经活络。主治类风湿关节炎。症见肌肉关节疼痛肿胀，局部触之发热，但自觉畏寒，或触之不热，或自觉发热，全身低热或热象不显，舌红、苔黄白或黄白相间或少苔，脉弦细或细数。

病例验证

张某，女，16岁，四肢关节肿痛4年，关节变形，活动受限加重2个月。4年前因感冒发热后觉双膝关节疼痛，后渐及双踝、髋、肩、肘、腕等关节肿胀、灼热、疼痛。在当地治疗，血沉75毫米/小时，类风湿因子(1：160)，诊断为类风湿关节炎。服用泼尼松、吡氧噻嗪等。病情时轻时重，两月前突然加重而来诊，中医辨为痹证而收住入院。症见四肢关节肿痛，屈伸不利，活动受限，局部皮色不变，触之灼热，肌肉萎缩，面色白，舌淡红，苔薄白，脉细数。证属气血虚弱，外感风寒湿邪，流注经络，搏结于关节，致使气血不通，郁而化热，久而不愈，出现虚实夹杂，寒热错杂之候。用本方治疗半年，复查血沉6毫米/小时，类风湿因子阴性。肿消痛减，功能恢复正常，临床治愈出院，继续服药巩固疗效。一年后复查，一切正常。

黄芪威灵仙汤

【处方组成】生黄芪30～50克，威灵仙20～25克，制附子20克，桂枝、白芍、秦艽、鸡血藤各10克，麻黄、防风、知母、川黄柏、生甘草各8～10克。

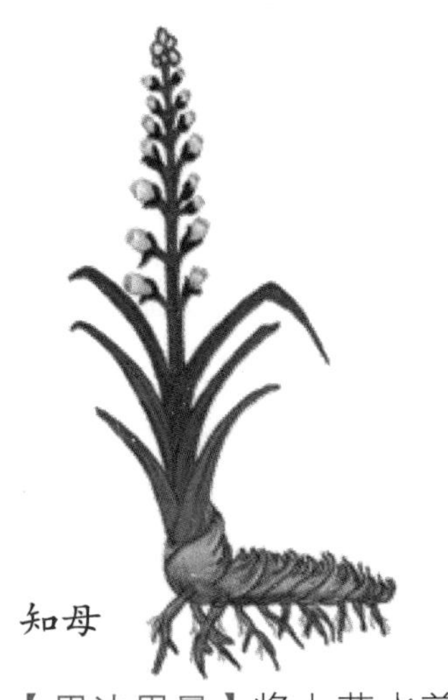
知母

【用法用量】将上药水煎，每日1剂，分3～4次服，15剂为1个疗程。

【功效主治】 类风湿关节炎。

【加减】若气血两虚者，黄芪加量至60～80克，当归、何首乌各20克；若兼发热者，加生石膏（先煎）40～50克，薏苡仁25～30克；若关节红肿较甚者，加萆薢20～30克，防己、泽泻各12～15克；若上肢重者，加姜黄、桑枝各10～15克；若下肢重者，加牛膝、蚕沙、木瓜各10～12克。

病例验证

用此方治疗类风湿关节炎患者67例，经用药2～3个疗程后，其中治愈(症状缓解，关节肿大消失，血沉恢复正常)45例；好转(关节活动自如，肿大未消退，血沉基本恢复正常)19例；无效(治疗前后未见明显变化)3例。治疗过程中未见不良反应。

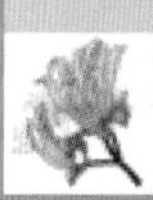

肝硬化

肝硬化是由一种或多种致病因素长期反复损害肝脏，使肝细胞变性坏死、结构破坏、纤维增生的慢性全身性疾病。可由慢性肝炎、血吸虫病、慢性营养不良、慢性酒精中毒、慢性胆道疾病等引起。该病起病缓慢，患者早期症状不明显或有上腹胀痛、恶心、呕吐、腹泻、乏力、食欲不振等症状；晚期可出现腹胀明显，并可见面色黧黑、消瘦、腹水、黄疸等症状，严重者可出现出血及肝昏迷现象。

党参黄芪汤

【处方组成】马鞭草、车前子（包煎）、党参各15克，泽兰、莪术、炒枳壳各10克，白茅根、虫笋、腹水草、陈葫芦、地骷髅、黄芪、白术、丹参各30克。

【用法用量】每日1剂，水煎服。

【功效主治】健脾益气，祛瘀化湿，利水消肿。主治肝硬化伴腹水。

【加减】腹胀甚、便溏次频者，加生薏苡仁30克，砂仁（后下）、厚朴各6克；有黄疸者，加茵陈15克，焦山栀10克，赤芍20克，以祛瘀利胆；肝肾阴虚，舌红少苔者，加枸杞子10克，女贞子15克，阿胶10克，或兼服鳖甲煎丸；肝脾肿大明显而无明显出血情况者，加服大黄䗪虫丸，每次1丸，每日2次；鼻衄、齿衄者，吞服三七粉；蛋白倒置者，加服乌鸡白凤丸。

病例验证

牛某，男，49岁。有慢性肝炎史10年，腹胀、肢肿、尿少已1个月。症见面色黯黑，颈部红丝赤缕显见，腹鼓胀，青筋显露，腹水(++)，肝肋下1厘米，剑突下4厘米，脾触诊不满意，腹围90厘米，下肢呈凹陷性水肿。舌淡红，苔黄厚腻，脉弦。肝功能：丙氨酸氨基转移酶60单位/升，乙肝病毒表面抗原阴性，白蛋白37克/升，球蛋白25克/升。血常规：红细胞2.5×10^{12}/升，白细胞45×10^{9}/升，血小板46×10^{9}/升。B超检查：肝脾肿大，肝硬化，腹水。证属肝郁脾虚，血瘀水阻。予鼓胀消水汤加减治疗，服药170余剂，腹水悉除，腹围78厘米，精神面色好转，肝功能正常。

甲鱼炖大蒜

【处方组成】甲鱼1只(500克左右)，独头大蒜150克。

【用法用量】将甲鱼宰杀后洗净，去内脏，同去皮大蒜清炖(勿放盐)，炖至烂熟，即可食用。2日1次，15次为1个疗程。

【功效主治】肝硬化腹水。

【加减】呕吐不能进食者，加入生姜10克；气滞腹胀甚者，加入白萝卜200克；大量腹水者，配合氢氯噻嗪、氨苯蝶啶，每次各服25毫克，每天3次。

病例验证

夏某，男，44岁。腹部胀满、四肢浮肿1个月。腹围89.5厘米，面色晦暗，左侧面颊及胸部可见蜘蛛痣4～5处，腹部静脉曲张明显，腹水征阳性，舌黯红、苔白腻，脉弦细。西医诊断为肝硬化腹水。先服氢氯噻嗪、氨苯蝶啶每次各服25毫克，每天3次，3天后开始服食甲鱼炖大蒜，共服食13次。痊愈出院，随访1年未再复发。

黄芪马鞭草汤

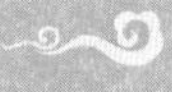

【处方组成】生黄芪50克，党参30克，红花、川芎、赤芍各6克，槟榔、当归尾、莪术、炮山甲、地龙、车前子(包煎)各10克，益母草、茯苓皮、八月札、垂盆草、白花蛇舌草、马鞭草各15克。

【用法用量】每日1剂，水煎服。

【功效主治】健脾补气，化瘀利水。主治肝硬化腹水，脾虚气滞型。症见腹胀如鼓，小便不利，腹壁青筋显露，下肢水肿，大便溏黏，脉弦数，舌红嫩，苔薄白。

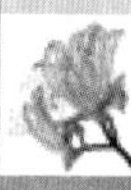

【加减】苔白腻为湿重于热者，应加苍术12克，生薏苡仁30克；无腹水者，去车前子、茯苓皮，加阿胶、天花粉各30克，生地黄20克，枸杞子10克；鼻衄、呕血者，加羚羊角片3克。

病例验证

用此方治疗患者21例，临床治愈7例，显效9例，有效3例，无效2例，总有效率为90.5%。

五参四皮汤

【处方组成】丹参、党参、苦参、玄参、沙参、丹皮、黄芪皮、地骨皮、青皮各10克。

【用法用量】每日1剂，水煎，分2～3次服。

【功效主治】益气养阴，养血活血，利水消胀。主治肝硬化腹水。症见腹鼓胀痛，时有潮热，舌深红，脉弦细，证属阴虚气弱、内热水停者。

病例验证

用此方治疗患者32例，治愈8例(腹水消退，自觉症状消失，血浆总蛋白上升达60克/升以上，白蛋白达38克/升以上，白球比比值≥1.5∶1，停药后3个月内无反复者)，显效14例(腹水消退，自觉症状缓解，血浆总蛋白、白蛋白上升接近正常，原白球比比值倒置转为正常，停药后3个月内有轻度反复者)，有效7例(腹水部分消退，自觉症状减轻，血浆总蛋白、白蛋白均有上升，白球比比值有一定改善者)，无效3例(腹水不减，临床症状无变化或出现严重并发症，血浆总蛋白、白蛋白、白球比比值均无改善者)。

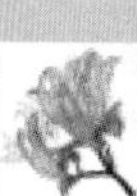

风湿性心脏病

风湿性心脏病是一种常见的心脏疾病，简称风心病。该病是患风湿热后引起的慢性心瓣膜损害，形成瓣膜口狭窄或关闭不全，导致血液动力学改变，最后心功能代偿不全，由于心瓣膜病变，加重了心脏负担，严重者可发生充血性心力衰竭。本病在代偿期多无明显症状；失代偿期可出现心悸、气促、呼吸困难、口唇紫绀、咯血、胸痛、头晕、水肿、咳嗽、压迫症状等，严重时出现心力衰竭和房颤。

党参当归汤

【处方组成】党参、北芪各15克，麦冬、附子、桂枝、当归各10克，五味子6克，炙甘草5克。

【用法用量】水煎，每日1剂，每剂分2次温服。

【功效主治】温通血脉，强心助阳。主治风湿性心脏病。

【加减】若阳虚肢冷较甚者，可加淫羊藿15克；若心阳虚，血脉瘀阻，舌质有瘀点，唇紫者，加丹参12克；若痰热痹阻，心痛彻背，背痛彻心者，栝蒌薤白半夏汤；善后调理宜加生姜10克，大枣12克，以调和营卫。

【宜忌】本方为温阳之剂，对阴虚内热者当禁用之。

病例验证

用此方治疗风湿性心脏病19例，其中治疗效果显著10例，有一定疗效8例，无疗效1例，总有效率为94.7%。

黄芪玉竹茯苓汤

【处方组成】黄芪18克，玉竹、白术各9克，汉防己15克，白茯苓30～45克。

【用法用量】每日1剂，水煎，分2次服。

【功效主治】补气健脾，利水渗湿。主治风湿性心脏病。

病例验证

用此方治疗风湿性心脏病20例，随访6个月，其中痊愈9例，明显好转10例，无效1例。

苓桂附子汤

【处方组成】茯苓、白术各15克，桂枝9克，制附子3克，车前子（包煎）12克，甘草16克。

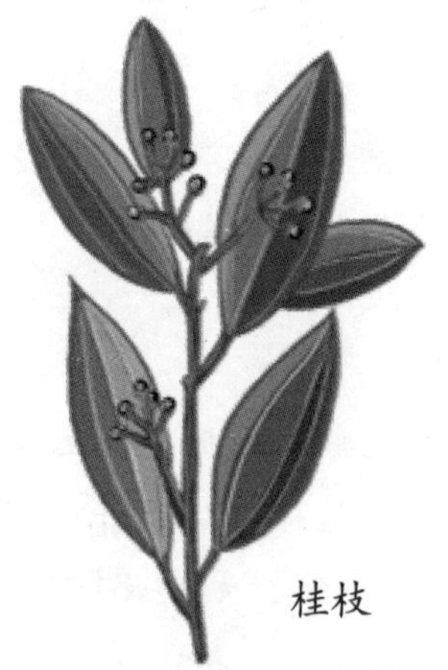

桂枝

【用法用量】以水6升，煮取3升，温服，分3次。

【功效主治】健脾利水，温通心阳。主治风湿性心脏病。

病例验证

房某，女，72岁。心慌气短，动则益甚。半年前全身浮肿、形寒肢冷、食欲不好、头晕目眩、精疲乏力。半月前因劳累病情加重，咳喘不能平卧，吐白沫样痰涎，小便短少，浮肿更甚。给予本方5剂后，尿量增加，面部及腹部水肿消退，心慌气短减轻，能平卧，头晕目眩消失。食纳仍不振，形寒肢冷，微咳，舌脉同前，继服原方4剂，药后精神好转，食欲增加，已能下床活动，诸症基本消失，唯觉乏力、心悸、短气、舌质转淡红有齿痕、苔薄白、脉沉细而结代，属邪祛正虚之象，上方去车前子加人参5克、炒酸枣仁20克调治月余，病渐平复。

祛风疏脉汤

【处方组成】川桂枝、防风各6克，生黄芪15克，当归、丹参、远志、木防己、济阿胶（烊化冲服）、麦冬、五味子、徐长卿、白云苓各10克，豨莶草、潞党参、炙甘草、炒苍术、白术、瓜蒌皮、小麦各30克，三七粉(分3次冲服)3克，红枣5枚，生姜5片。

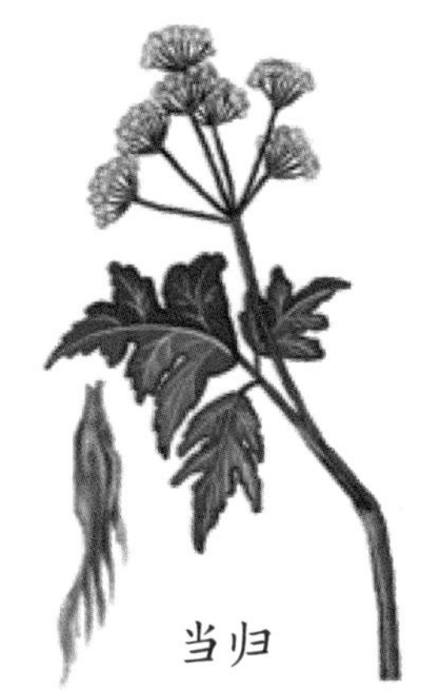

当归

【用法用量】每日1剂，水煎3次，分3次服，30剂为1个疗程。

【功效主治】祛风活血，温阳益气。主治风湿性心瓣膜病二尖瓣关闭不全。

【加减】下肢水肿明显者，加薏苡仁、炒葶苈子；呼吸困难及胸闷明显者，加薤白头、桔梗、降香；胸痛甚者，加乳香、没药、延胡索；大便秘结者，加火麻仁、肉苁蓉；心率快或脉促者，加苦参、白芍、柏子仁；心率缓或脉结代者，加制附片、细辛；血压偏高者，加川牛膝、钩藤；伴心衰者，加川椒目、炒葶苈子。

病例验证

周某，女，56岁。患四肢关节疼痛多年，屡服止痛及抗风湿药维持现状。2年来渐见下肢水肿，头昏心悸，全身乏力，当地医院诊查疑似风湿性心脏病。由于前不久增添胸痛，前来就诊。经检查：头昏欲倾，心慌胸闷胸痛，疲乏，两下肢水肿，按之如泥不起，脉数，苔少舌淡红，舌体瘦边有齿印。血压105/75毫米汞柱。心尖区闻及收缩期粗糙吹风样杂音；心电图示左心房增大，左右心室肥厚，心率每分钟106次；X线检查示左心房、左心室增大，右心室、右心房亦有轻度扩大；彩超多普勒查，心动脉轻度硬化，二尖瓣关闭不全，并伴三尖瓣轻度关闭不全。按此方服药4个疗程，随访2年，未见复发。

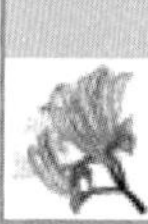

第二章

儿科验方

孩子的健康是家长最关心的话题。为了孩子健康成长，全家总动员，累得筋疲力尽，可效果却总不尽如人意，孩子不是长得消瘦，就是过于肥胖；不是不好好吃饭，就是常常生病，如新生儿黄疸、痢疾、鹅口疮、小儿咳嗽、小儿厌食、小儿流涎等。本章精心挑选了一些治疗儿科疾病的验方，对症选用，助你养育一个面色红润、充满朝气、快乐健康的孩子。

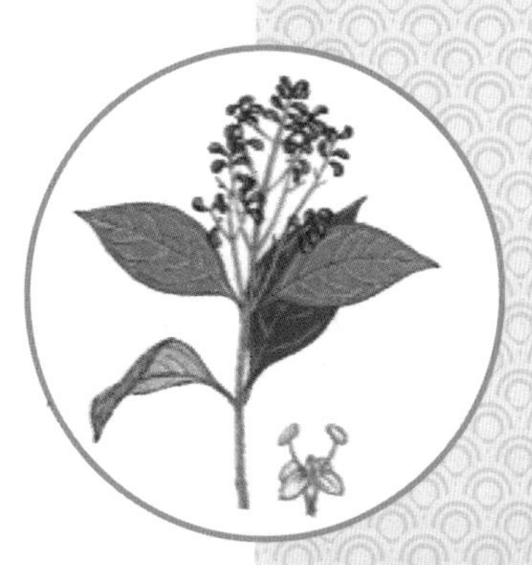

婴幼儿发热

婴幼儿发热不是一种疾病，而是常见的一种症状。婴儿时期，其大脑皮质发育尚不完全，对刺激的感受、分析和控制能力较弱，对微弱的刺激即可出现调节失常和体温增高现象，所以婴幼儿时期热度的异常升高与疾病的严重程度不一定成正比。如温度稍有增高也不一定有病理意义，只有温度超过其基础体温1℃时才考虑其为病态。小儿体温一般以肛温36.2℃～38℃、口温36℃～37.4℃为正常体温。发热的原因很多，其中以上呼吸道感染最为常见，其次有肠道感染、泌尿系感染、出疹性疾病、中枢系统感染(如脑膜炎、大脑炎等)。引起长期发热的原因有结核病、免疫性疾病、结缔组织疾病等。应结合临床表现、实验室检查和某些必要的专业性检查，尽早明确诊断进行治疗，在病因治疗的同时也应积极对症处理高热，以免温度过高反复发生惊厥，致使脑组织受到损害。

石膏蒲公英茶

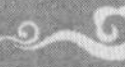

【处方组成】生石膏（先煎）10～60克，蒲公英10～20克，金银花、神曲各8～10克，连翘、柴胡各6～10克，生甘草3克。

【用法用量】每日1剂，水煎。石膏研碎先煎15～20分钟，后入其余经浸泡的中药，文火煎沸后捂盖2分钟即可服用。每日2剂，频频当茶饮。热不退者可续服。

【功效主治】清热解肌。主治小儿急性发热，证属风热袭肺型，相当于支气管肺炎、大叶性肺炎、急性支气管炎、疱疹性咽峡炎、上呼吸道感染急性发热期。

病例验证

张某，男，4岁，发热2天，静滴青霉素及服用退热片等治疗仍高热不解，诊时体温40℃，面色红赤，身热无汗，微咳，不思饮食，大便1日未行。查体：扁桃体Ⅱ度肿大，咽红，苔薄白，质偏红，脉细数。中医辨证为风热袭肺。治以宣肺疏表、清热解肌。予此方加杏仁、桔梗、苏梗、牛蒡子，2剂。嘱其即刻煎服1剂，如热不退，可在晚8时后再煎服第2剂，当茶饮。次日复诊，肌热已退。未予其他药物，仅此方连煎服2剂，夜半热退，大便亦行。随访身热未作，以后每遇外感发热，其自服此方2剂，均收佳效。

玄参麦冬汤

【处方组成】玄参、麦冬、葛根、连翘各4.5克，荆芥、川贝母、防风、豆豉各3克，薄荷2.1克，甘草1.5克。

【用法用量】每日1剂，水煎服。

【功效主治】小儿发热。

病例验证

用此方治疗小儿发热患儿10余例，一般1剂即可热退病愈。

生石膏玄参汤

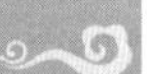

【处方组成】生石膏（先煎）、金银花、蒲公英各30克，玄参25克，神曲10克，荆芥6克，生大黄5克。

【用法用量】每日1剂，分3～4次服。

【功效主治】小儿高热。

病例验证

用此方治疗小儿高热患者130例，1～3天内治愈128例，有效者2例。

生石膏汤

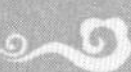

【处方组成】生石膏150克。

【用法用量】水煎频饮。

【功效主治】小儿高热。

【加减】便秘者，加大黄；手足抽动者，加钩藤；烦躁者，加知母或栀子。

病例验证

用此方治疗小儿高热患者40

例，1天内退烧者5例，2天内退烧者27例，3天内退烧者8例，治愈率100%。本方不适用高烧而无汗者。

柴胡知母汤

【处方组成】柴胡、龙胆草、知母、川芎各6克，茯苓、当归各9克，炙甘草12克。

【用法用量】每日1剂，水煎2次，分2～3次服。

【功效主治】解急退热，活血通脉。主治小儿发热。

【加减】兼肺卫症状者，加桔梗、杏仁、黄芩、贝母；兼食积者，加山楂、神曲、麦芽；兼便秘者，加枳壳、大黄；兼湿热者，加薏苡仁、滑石、竹叶、芦根。

病例验证

用此方治疗小儿低热116例，痊愈103例，好转9例，无效4例，总有效率为96.5%。

连翘当归汤

【处方组成】连翘9克，当归12克，蝉蜕、瞿麦各6克，牛蒡子、柴胡、杭芍、防风、滑石（包煎）各5克，车前草、木通、栀子各3克，甘草1克。

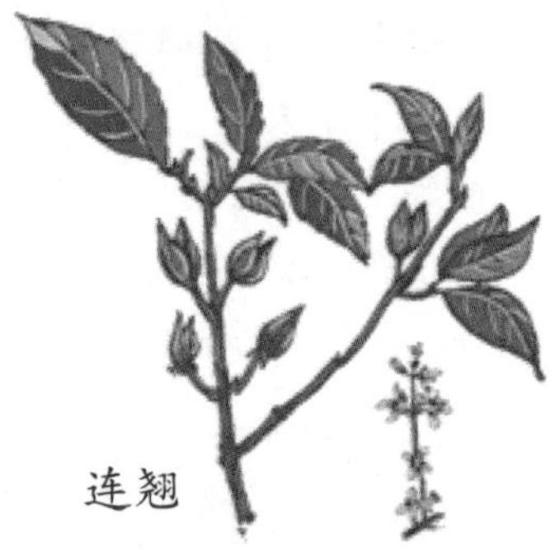
连翘

【用法用量】每日1剂，水煎服。

【功效主治】儿童低热。

病例验证

用此方治疗儿童低热患者30例，均获满意疗效。

小儿肺炎

小儿肺炎是一种常见病，按病理解剖可分为大叶性、小叶性(支气管性)及间质性。按病程可分为急性及迁延性。按病因可分为细菌性、病毒性、真菌性、支原体性、过敏性、吸入性肺炎等。婴幼儿肺炎多数为细菌性，且多表现为小叶性肺炎，其次为病毒性，且常以间质性肺炎形式出现。年长儿多为肺炎球菌性肺炎，常以大叶性肺炎形式出现。临床表现，婴幼儿肺炎起病急，发热或无热(营养不良者)，面色苍白，烦躁不安，咳嗽气急，偶有呕吐、腹泻、紫绀，肺部可闻散在的湿啰音，X线检查肺部可有散在的小片阴影。年长儿多表现为起病急、高热、寒战、谵妄、咳嗽、呼吸困难、紫绀，白细胞及中性粒细胞增高，X线可见肺部有大片致密阴影。

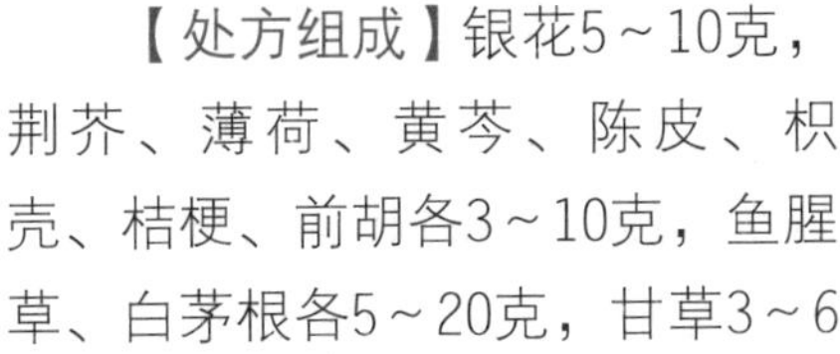

银花荆芥汤

【处方组成】银花5～10克，荆芥、薄荷、黄芩、陈皮、枳壳、桔梗、前胡各3～10克，鱼腥草、白茅根各5～20克，甘草3～6克。

【用法用量】每日1剂，水煎，分2～4次服。10日为1个疗程。

【功效主治】疏散风热，理气化痰。主治小儿肺炎。

【加减】发热重者，加生石膏、知母；咳嗽痰多者，加桑白皮、杏仁、贝母；喘促重者，加地龙、苏子；腹胀消化不良者，加炒莱菔子；大便秘结者，加大黄、瓜蒌；咽喉肿痛者，加山豆根、牛蒡子。

病例验证

用此方治疗小儿肺炎180例，痊愈148例，显效21例，有效7例，无效4例，总有效率为97.8%。

全蝎僵蚕散

【处方组成】全蝎、白僵蚕各0.9克，朱砂0.2克，天麻、冰片、黄连各12克，牛黄0.18克，胆南星、甘草各0.6克。

【用法用量】将上药共研细末，分成小包，每包1克。存瓶备用。5个月以下小儿每服0.15～0.2克；5个月以上至1周岁者每服0.2～0.5克；1周岁以上至2周岁者每服0.5～0.6克。用薄荷、灯芯草煎汤送下，也可用白开水送服。

【功效主治】小儿肺炎。尤其对急性典型肺炎效果更好。

病例验证

用此方治疗小儿肺炎患者30例，服药前均有不同程度的高热、便秘、咳嗽、痰喘，有个别病例抽搐，经服2～3次即能痊愈。本药无任何副作用，唯服后1～2次大便呈泡沫状物或呕吐泡沫状物，但无痛苦，并可减轻病症。

鱼腥草桃仁汤

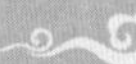

【处方组成】鱼腥草8克，桃仁、杏仁、丹参、桑白皮、浙贝母各6克，桔梗、生甘草各3克，黄芩、地龙、车前子（包煎）各5克。

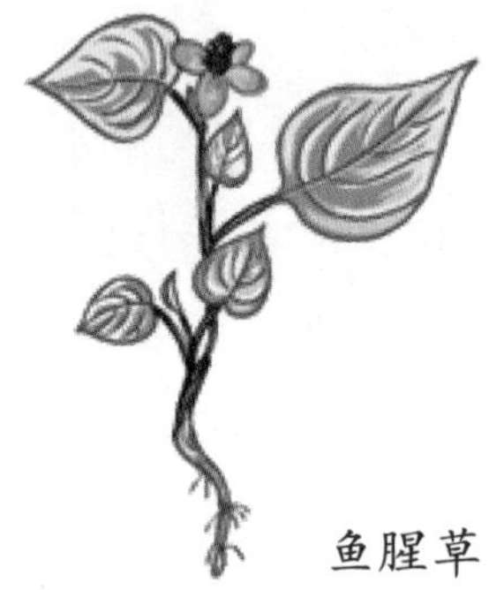

鱼腥草

【用法用量】每日1剂，水煎，分3次服；小于2岁者药量减半。少数患儿酌情使用抗生素。

【功效主治】小儿肺炎。

【加减】发热者，加生石膏；痰多者，加天竺黄、姜半夏；便秘者，加制大黄；便溏者，加炒白术、茯苓。

病例验证

用此方治疗小儿肺炎158例，治愈142例，好转12例，无效3例，总有效率为97.47%。

麻黄甘草汤

【处方组成】麻黄1.5～5克，杏仁4～8克，生石膏（先煎）15～25克，甘草1～4克，桔梗4～10克，黄芩、金银花各6～10克，淡竹叶10～15克，陈皮5～10克，茯苓8～10克。

【用法用量】每日1剂，水煎服。

【功效主治】小儿肺炎。

病例验证

用此方治疗小儿肺炎210例，其中发热者200例，治疗2日退热170例；喘咳、气急者190例，治疗2～5日症状消失者180例；肺部有啰音208例，5～7日消退者183例。

甘遂大戟粉

【处方组成】甘遂、大戟、芫花各5～10克。

【用法用量】以醋煮沸后晾干，研成细粉，根据年龄及身体状态服用0.5～2克，每日服1次，用红枣10枚煎汤约50毫升冲服。

【功效主治】消肿，散结，逐饮。主治小儿肺炎。

病例验证

用此方治疗支气管肺炎26例，大病灶肺炎3例，大叶性肺炎4例，暴喘型肺炎7例，配合一般对症处理及支持疗法，结果治愈39例。

石膏太子参汤

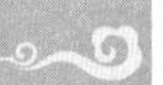

【处方组成】生石膏（先煎）30克，太子参15克，半夏、麦冬、炙甘草、竹叶各10克。

【用法用量】将上药水煎，每日1剂，分2次服。

【功效主治】小儿麻疹肺炎。

【加减】咳重者，加黄芩、枇杷叶、杏仁；若午后发热重者，加银柴胡、青蒿、丹皮、白薇；若咽喉痛者，加玄参、赤芍；若气虚自汗者，加生黄芪、牡蛎等。

病例验证

用此方治疗小儿麻疹肺炎患者15例，平均3～4天退热，6～7天肺部啰音消失，均未用抗生素治疗。

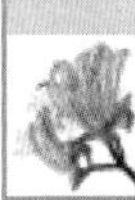

小儿百日咳

小儿百日咳是由百日咳杆菌引起的一种急性呼吸道传染病。多发生于5岁以下儿童。一年四季皆可发生，但以冬、春季节最为多见。病程分3期。卡他期主要以流涕、头痛、咽痛、发热、轻度咳嗽等感冒症状为主。约1周左右进入阵咳期，此期长短不一，数天到2个月不等。主要表现为阵发性、痉挛性咳嗽，阵咳后伴有高调的吼声，似鸡鸣，咳嗽时常面红耳赤、涕泪交流、口唇紫绀、表情痛苦，每日发作数次至数十次不等，多于夜间发作。部分患儿可因气管水肿痉挛及黏痰阻塞而窒息引起死亡。阵咳期过后进入恢复期，2个月左右痊愈。接种百日咳疫苗后可以预防百日咳的发生。

南竹子汤

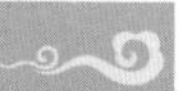

【处方组成】南竹子、苏子各6克，黄荆子、车前子（包煎）各10克，六轴子1克。

【用法用量】每日1剂，煎成100毫升，分2次服。

【功效主治】小儿百日咳。

【加减】本方为基础方。呕吐者，加姜竹茹6克；痰中带血者，加仙鹤草10克，鼻衄者，加鲜茅根10克、黑荆芥6克；便秘者，加生大黄3克。

病例验证

汤某，女，6个月。阵咳半月，伴鸡鸣样回声，咳甚面红目赤，涕泪俱下，呕出痰涎咳乃止，舌苔白腻，脉滑数。拟解痉止咳，清肺化痰，此方加减。处方：天竹子、黄荆子、苏子各6克，车前子（包煎）10克，六轴子1克，水煎成100毫升，频频喂服，3剂即愈。

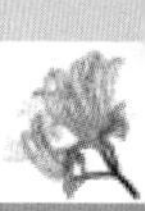

百部止咳汤

【处方组成】百部10克，马兜铃3克，炙甘草6克，红枣4枚。

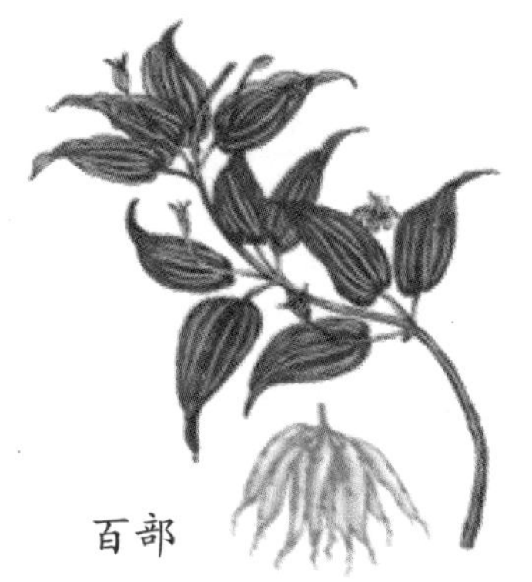
百部

【用法用量】每日1剂，水煎服。

【功效主治】降气止咳，补益脾肺。主治百日咳。

【加减】本方为治百日咳的基础方。若外感风邪、痰热束肺，证见发热、流涕、咳嗽阵作，夜间尤甚，痰黄，舌质略红、苔薄白，脉滑数者，以此方加麻黄、防风、前胡、桔梗、大青叶、连翘等；若痰浊互结、肺络受阻，证见痉咳连连、面赤发憋、涕泪俱出、痰黏难咯，咳甚、呕吐黏痰或伴食物者，可予此方加苏子、葶苈子、鹅管石、沙参、地龙；偏热者，再加毛冬青、重楼；若肺阴不足，正虚邪恋，病久阴伤，余热留恋，症见低热不退，或五心烦热，咳嗽痰少，盗汗、口干、咽红者，此方加青黛、海蛤粉、沙参、麦冬、五味子、花粉；若中运不健、肺脾两虚，素体虚弱，或病久正伤，症见面色萎黄、咳嗽无力、纳呆便溏、自汗盗汗者，此方加党参、白术、陈皮、法半夏、鹅管石、五味子。

病例验证

邝某，男，3岁半。咳嗽3个多月，加剧月余，呈阵发性咳嗽，每晚10余次，痰多，时现气促，曾用多种西药未效。舌淡苔薄白，脉细数，双肺音稍粗，未闻啰音。血象：白细胞9.7×10^{9}/升，淋巴细胞65%。中性粒细胞29%。证属脾虚痰盛、肺络受阻。处方：麻黄4克，党参、沙参、鹅管石各15克，白术、百部、茯苓各10克，苏子、炙甘草、葶苈子各6克，马兜铃3克，红枣4枚，共服7剂，咳嗽大减，偶尔晚间阵咳1～2次。以此方合六君子汤续进4剂，咳愈。

小儿支气管炎

小儿支气管炎包括急、慢性支气管炎以及喘息型支气管炎。临床以咳嗽、痰多或干咳，或伴气喘，或见发热等为主要特征。凡能引起上感的病原体皆可引起支气管炎，而细菌与病毒双重感染颇为常见。急性支气管炎多为流感、百日咳、麻疹、伤寒、猩红热等急性传染病的并发症，而慢性支气管炎则多由急性支气管炎治疗不当或未加治疗转变而成。本病属中医“咳嗽”“咳喘”等范畴。临床上常可分为风寒型、风热型、痰热型、痰湿型、阴虚肺燥型和肺虚久咳型等。

射干红枣汤

【处方组成】射干、紫菀、款冬、红枣、五味子各9克，麻黄、半夏各6克，细辛、生姜各3克。

【用法用量】每日1剂，水煎服。3～6剂为1个疗程。

【功效主治】解毒利咽，祛风散寒。主治小儿支气管炎。

病例验证

用此方治疗小儿支气管炎62例，痊愈36例，显效21例，无效5例，总有效率为92%。

麻黄杏仁汤

【处方组成】麻黄、紫苏子、杏仁、桑白皮、橘红、茯苓各3克，甘草1.5克，生姜1片，红枣1枚。

【用法用量】将上药水煎，每日1剂，分4～6次服完。2岁以下者麻黄用量减半。一般可连续服用3～4剂。

【功效主治】小儿急性支气管炎。

【加减】热象明显者，去生姜，加黄芩、板蓝根(或大青叶)各3克；呼吸急促，咳嗽不爽者，加桔梗、白前各3克；喉间痰声呜响者，加竹沥9克。

病例验证

用此方治疗小儿急性支气管炎患者15例(均在3岁左右)，其中治愈12例，好转2例，无效1例，总有效率为93.3%。

桔梗半夏汁

【处方组成】桔梗、半夏、五味子、桂枝各9克，生麻黄、细辛各3克，生石膏（先煎）30克。

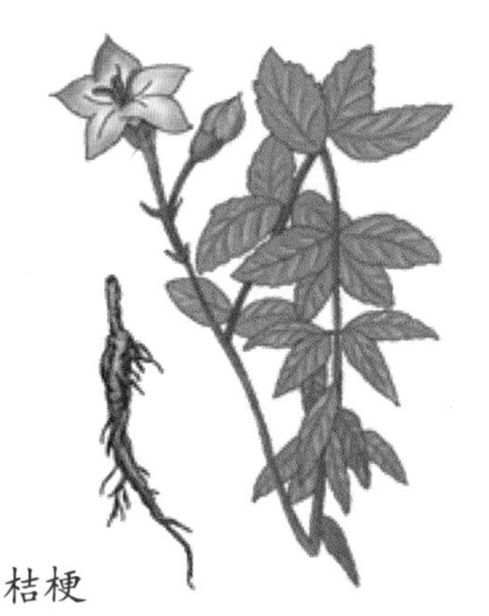
桔梗

【用法用量】每日1剂，水煎浓缩后，1岁以下分5次服；1岁以上分3～4次服。

【功效主治】宣肺散寒，清热化痰。主治小儿喘息性支气管炎。

病例验证

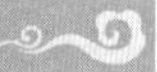

用此方治疗小儿喘息型支气管炎86例，服药1～2剂痊愈69例，其余均服3～5剂而愈，总有效率为100%。

麻黄石膏汤

【处方组成】炙麻黄3～6克，川贝母10～15克，大黄（后下）6～9克，生石膏（先煎）15～20克，桔梗、杏仁、炙杷叶各9克，炙甘草6克。

【用法用量】每日1剂，水煎服。

【功效主治】化痰止咳，宣肺平喘。主治小儿支气管炎。

【加减】痰黏者，加海浮石、生蛤壳；咽痒者，加苏叶；咽干者，加麦冬；纳呆者，加焦山楂、焦神曲、焦麦芽。

病例验证

用此方治疗患儿35例，病程3日至2月。经治5～7日后，痊愈33例，好转2例。

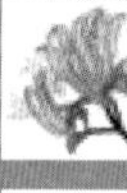

杏仁桑皮汤

【处方组成】杏仁、桑皮、苏子、葶苈子各6克，地骨皮、茅根、前胡各10克，黄芩、瓜蒌、知母、莱菔子各3克，生甘草1.5克，人工牛黄0.3克(分冲)。

【用法用量】每日1剂，水煎，分3~4次服。

【功效主治】清肺解毒，降气平喘。主治小儿支气管炎。

病例验证

用此方治疗100例小儿支气管炎，服药3~6日内治愈率达95%。

虎杖桃仁汤

【处方组成】虎杖、鱼腥草、桃仁、杏仁、葶苈子各10克，苏子、桑白皮各9克，大黄（后下）6~9克，甘草3克。

【用法用量】每日1剂，水煎，分2~3次服。

【功效主治】主治小儿喘息性支气管炎。

病例验证

用此方治疗小儿喘息性支气管炎20例，经5~7天治疗，痊愈17例，临床治愈2例，无效1例，总有效率为95%。

鱼腥草白茅根汤

【处方组成】鱼腥草、生石膏（先煎）、白茅根各15克，麻黄、杏仁、川黄连、胆南星各3克，瓜蒌、法半夏、川贝母、前胡各6克。

【用法用量】将上药水煎，每日1剂，分3次服。

【功效主治】小儿急性支气管炎。

【加减】若大便秘结者，加生大黄(后下)2克；若高热者，加羚羊角粉1克，分2次冲服。

病例验证

用此方治疗小儿急性支气管炎患者181例，经用药2~5剂后，均获治愈。

小儿支气管哮喘

支气管哮喘是一种常见的小儿呼吸道变态反应性疾病，其病因多种多样，如进食牛奶、鱼、虾、鸡蛋、螃蟹等异性蛋白，吸入花粉、灰尘、兽毛，被螨虫、真菌、细菌感染等，均可为引起哮喘发病的抗原。基本特征是毛细支气管痉挛、黏膜水肿、黏液分泌增多，致使毛细支气管管腔狭窄，造成呼气性呼吸困难。另外气候变化、情绪波动、过度劳累、消化障碍等亦可诱发本病。病变多呈阵发性，夜间发病，或白天发作夜里加重，部分患儿呈哮喘持续状态，致使病情加重，患儿可有明显缺氧、紫绀、出汗、神志不清等症状。哮喘患儿男性多于女性，一般预后尚好，多于青春期即终止发作，但个别患儿亦可诱发心力衰竭，不能不引起注意。

射干地龙平喘汤

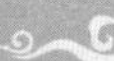

【处方组成】射干、炙地龙、苍耳子、炙苏子、黄芩、姜半夏、白芍各9克，麻黄4.5克，炙紫菀、炙百部各15克，鲜竹沥(另服)30克。

【用法用量】每日1剂，水煎服。

【功效主治】宣肺平喘，化痰祛邪。主治小儿支气管哮喘。

病例验证

汤某，女，11岁。哮喘反复8年，近两旬哮喘持续发作，昼夜不安，呼吸气促，咳嗽剧烈，不能平卧，痰多白沫，不易咯出，额部多汗，唇紫，苔薄腻花剥，舌青，脉细数，多次急诊用西药未见效果。急拟本方双剂，各煎2次，24小时分4次服完；第二天仍用本法；第三天起每日1剂，哮喘逐步缓解，20天后哮喘症状完全消失。后以培补脾肾方药调理善后，随访未复发。

麻黄生甘草汤

【处方组成】麻黄、生甘草各6克，杏仁、葶苈子各10克，生石膏（先煎）、鱼腥草各24克，胆南星8克，红枣3枚。

【用法用量】水煎，视病情轻重，可日服1～2剂。

【功效主治】宣肺降气，清热化痰。主治小儿支气管哮喘。

病例验证

用此方治疗小儿哮喘52例，临床治愈40例，好转5例，无效7例，总有效率为86.5%。

麻黄白果饮

【处方组成】炙麻黄（发热者用生麻黄）、杏仁、白果、半夏、地龙、甘草各3克，射干、五味子各2克，茶叶1克，生姜1片，葱白半根。

【用法用量】每日1剂，水煎，代茶饮。此为3～5岁用量，可随年龄增减剂量。

【功效主治】 小儿支气管哮喘。

病例验证

用此方治疗小儿支气管哮喘50例，临床治愈36例，显效(哮喘基本控制，两肺哮鸣音未完全消失)11例，无效3例，总有效率为94%。

蚯蚓末

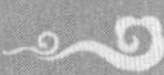

【处方组成】蚯蚓适量。

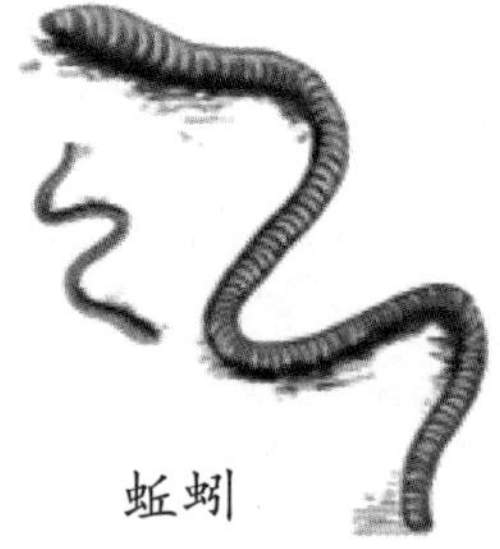

蚯蚓

【用法用量】蚯蚓焙干，研末，按患儿年龄大小，每次1～3克，日服3次，连服3日。

【功效主治】小儿哮喘。对偏高热的小儿哮喘疗效更佳。

病例验证

张某，女，4岁。咳嗽、哮喘2天，不能平卧。曾用青霉素、链霉素及抗喘药治疗无效。患儿父母均有哮喘病。诊断为哮喘。予以蚯蚓粉15克，日分5次服用。翌日复诊，症状缓解，哮鸣音消失，呼吸音仍粗糙，继服蚯蚓粉15克而愈。

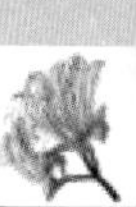

小儿厌食

小儿厌食一般是指1～6岁的儿童长期见食不思、胃口不开、食欲不振，甚则拒食的一种病症。该病主要是由于饮食喂养不当，损伤肠胃功能而引起的。厌食患儿一般精神状态均较正常，若病程过长，就会出现面黄倦怠、形体消瘦等症状，但与疳证的脾气急躁、精神萎靡等一系列症状有所区别。

饭锅巴莲子汤

【处方组成】饭锅巴、面锅巴各150克，山药15克，莲子、薏苡仁、白术各10克，焦山楂、焦麦芽、焦神曲各9克，砂仁（后下）6克，甘草3克。

【用法用量】每日1剂，水煎服。5日为1个疗程。

【功效主治】健脾醒胃，消食导滞。主治小儿厌食。

病例验证

李某，男，5岁，患儿因春节期间过食瓜果肥腻之品，逐渐出现厌食、形体消瘦，经中西医多方治疗，未见好转。初诊：面色萎黄，脘腹胀满，食少纳呆，尿多便溏，舌淡、苔薄腻。此乃饮食不节，食滞中焦，寒温不当，脾困湿阻。予此方进5剂，患儿饮食倍增，精神好转。不更方，更进5剂，饮食如常，面色红润。

黄芪白术汤

【处方组成】黄芪、白术、茯苓、黄精各3克，陈皮、青黛各2克，炙鸡内金、炙甘草各1克。

【用法用量】每日1剂，水煎，分2～3次服。

【功效主治】健脾益气，和胃消食。主治脾虚厌食。症见病程较长，多伴有面黄，发枯，肌肉不实或消瘦，大便不调，舌偏淡，苔薄白，指纹淡或脉沉弱，身高体重低于正常儿童或伴有多汗，易感冒等。

病例验证

用此方治疗小儿厌食101例，痊愈率为82.8%，总有效率为96.6%。

苍术鸡内金汁

【处方组成】苍术、炒鸡内金、莪术各6克，山楂、神曲、党参各10克，麦芽15克，茯苓12克，陈皮8克。

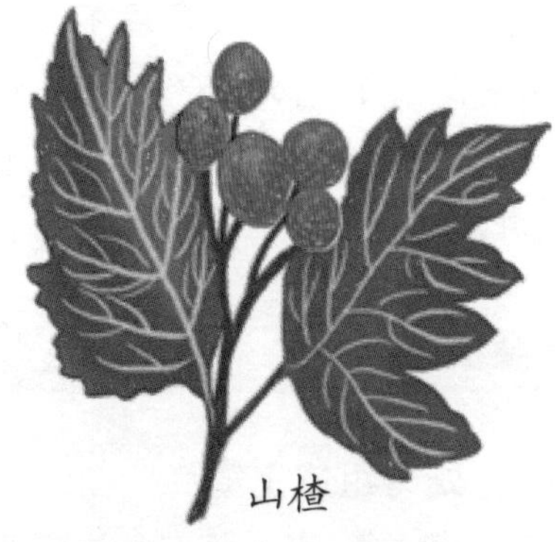
山楂

【用法用量】诸药水煎取汁150毫升，分3次服，每日1剂。6日为1个疗程。

【功效主治】健脾开胃。主治小儿厌食症。长期食欲不振，而无其他疾病；面色少华，形体偏瘦，精神尚好，无腹鼓；有喂养不当史。

病例验证

吴某，男，4岁。形体瘦弱，面色苍白少华，精神尚好，三餐纳食较少已3年，肝功能、X线等检查无异常，血红蛋白略低，平素易感冒，多食即易呕吐，大便软不成形。舌质淡红、苔薄白，脉细弱。诊断：厌食症，脾胃气虚型。用本方加黄芪，配合隔日针刺四缝穴，治疗6天，患儿食欲增强，食量增加，精神好，大便成形，无呕吐。随访近1年，纳食佳，极少感冒，儿体壮实，体重增加。

党参山药汤

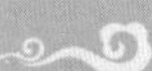

【处方组成】党参、山药各6克，菖蒲、郁金各4克，杏仁、木香、枳壳、槟榔、鸡内金各3克，莪术、牵牛子、大黄炭各2克，花椒、肉桂各1克。

【用法用量】每日1剂，水煎2次，分3次服。1个月为1个疗程。

【功效主治】温中健脾，行气止痛。主治厌食症。

【加减】舌边尖红者，去木

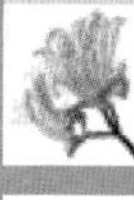

香，加炒银花5克；舌苔厚腻者，去木香，加藿香3克；尿黄或浑浊者，加滑石(包煎)4克；烦躁多动者，加蝉蜕、白芍各4克；汗多者，加浮小麦10克。

病例验证

用此方治疗250例，痊愈198例，好转46例，无效6例，总有效率为97.6%。

皂荚散

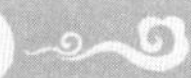

【处方组成】皂荚100克。

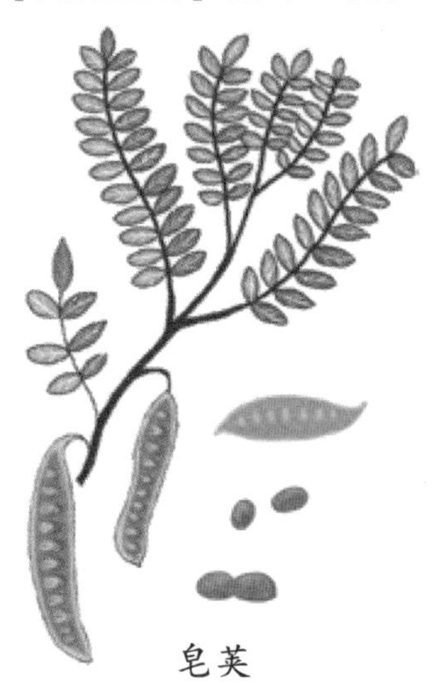

皂荚

【用法用量】取干燥皮厚、质硬光滑、深褐色的无虫蛀之皂荚，刷尽泥灰，切断，放入铁锅内，先武火，后文火煅存性，剥开荚口，以内无生心为度，研细末，瓶装备用。用时，每次1克，以红糖适量拌匀吞服。每日2次。

【功效主治】小儿厌食症。

病例验证

用此方治疗小儿厌食症患者120例，其中治愈118例，好转2例。

太子参山药汤

【处方组成】太子参、山药、炒扁豆、鸡内金各5～10克，生麦芽8～12克，莱菔子、陈皮各3～6克。

【用法用量】2天1剂，水煎服，频服数次(3～4次)。

【功效主治】理气健脾，行气燥湿。主治厌食症。

病例验证

用此方曾治疗97例，痊愈84例，好转13例，总有效率为100%。

小儿消化不良

消化不良主要是指食物进入体内不能完全消化，而无法吸收的一种病症。轻者可没有痛苦，仅仅表现为腹部不适；重者可出现大便次数增多，便下稀水呈蛋花样，食欲减退，腹胀等，并且因食物未完全消化、吸收，身体长期得不到充足的营养而形体消瘦。

白头翁香附汁

【处方组成】白头翁6～10克，香附4～8克，砂仁（后下）1～2克，茯苓、苍术炭各5～8克，山楂炭6～12克，焦神曲8～12克，炙甘草1～4克。

【用法用量】将上药浓煎成200毫升，1日可分多次服用。

【功效主治】清肠助运，消导化滞。主治小儿消化不良。

【加减】兼有外感风寒者，加藿香6克，制半夏4克，苏梗5克；挟有湿热重者，加秦皮6克，黄芩5克；久泻伤脾者，加芡实、山药、莲子肉各10克，升麻4克，诃子6克；脾阳虚者，加炮姜、制附子各4克；伤阴者，加生地黄、石斛各8克，乌梅7克，且减去砂仁、苍术。

病例验证

王某，男，1岁5个月。患儿腹泻蛋花样便，一日20余次，已8天。先后用过西药次苍片、乳酶生、胃酶等，后用抗生素，如氯霉素、庆大霉素、新霉素、四环素等以及补液均不见好转。面色萎黄，精神萎靡，纳差泛恶，腹痛肠鸣，大便每日20余次，呈水样便，有时挟沫，带有不消化残渣，其气酸臭。大便镜检：脂肪球(＋＋)，白细胞少许。舌苔薄腻，脉数。其乃食乳内停，脾胃损伤，运化失司。予此方加减治之。服药2剂，泄泻即止，大便成形，肠鸣腹痛已除，纳食增加，精神转好，再以原方续投2剂而痊愈。

川贝母粉

【处方组成】川贝母适量。

【用法用量】取川贝母粉碎，过80～100目筛后，分装即可备用，每日按千克体重0.1克分3次服用。

【功效主治】婴幼儿消化不良。

病例验证

李某，男，6个月，混合喂养，患消化不良20日，每日大便次数在5次以上，粪便呈黄绿色，并有黏液及未完全消化的食物。患病期间曾用过乳酸菌素、鞣酸蛋白等药，均未见效。用此方的次日，大便次数由5次以上减至2次，粪便呈黄色，挟少量不消化的食物，第三日无便，第四日大便恢复正常，停药。

党参白术汤

【处方组成】党参、白术、茯苓、薏苡仁、车前子（包煎）、山药各9克，芡实、赤石脂、苍术各6克，生甘草3克。

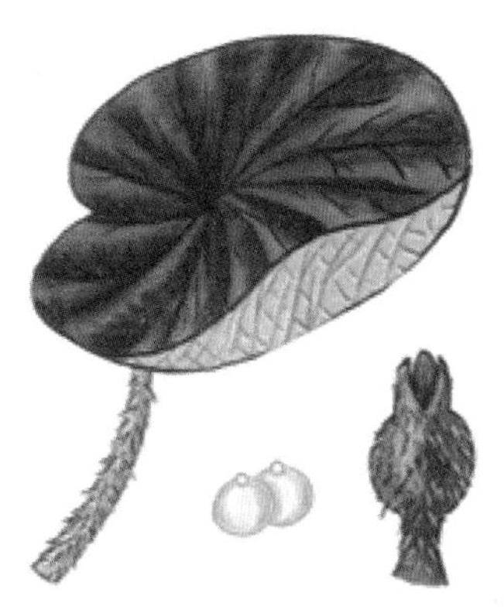

芡实

【用法用量】每日1剂，水煎，分3次服。

【功效主治】小儿消化不良。

病例验证

用此方治疗小儿消化不良58例，经服药3～5剂，均获痊愈。

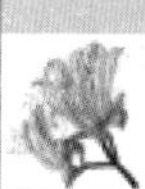

婴幼儿腹泻

婴幼儿腹泻是一种胃肠功能紊乱综合征。根据病因不同可分为感染性和非感染性两大类。2岁以下婴儿，消化功能尚不成熟，抵抗疾病的能力差，尤其容易发生腹泻。夏秋季节是病菌多发期，多种细菌、病毒、真菌或原虫可随食物或通过污染的手、玩具、用品等进入消化道，很容易引起肠道感染性腹泻。表现为每日排便5～10次不等，大便稀薄，呈黄色或黄绿色稀水样，似蛋花汤，或夹杂未消化食物，或含少量黏液，有酸臭味，偶有呕吐或溢乳、食欲减退。患儿体温正常或偶有低热。重者可致严重的电解质紊乱，可危及小儿生命。

白术泽泻散

【处方组成】云茯苓、白术各200克，泽泻、猪苓各150克，车前子（包煎）100克，木瓜50克。

【用法用量】以上诸药，按质分炒，共研细末，装瓶备用，开水泡服。用量：1岁以内每次10克，每日2次；1~3岁，每次15克，每日2次；4~7岁以上，每次15~20克，每日3次。

【功效主治】健脾渗湿，分清止泻。主治大便泻下清谷，或食后则便，或稍进油腻生冷之物则泻次增多，饮食减少，神疲倦怠，睡眠露睛，小便短少，面色萎黄，舌苔薄白、质淡。

【加减】本方适宜脾土亏虚，清浊不分之泄泻。若乳食不化。加山楂、神曲；久泄不止，加诃子、石榴皮。

病例验证

徐某，男，8个月。腹泻五日，每日十余次，泻下清谷，伴纳谷不香，睡眠露睛、汗多、小便短少。曾连续3次住院，中西药治疗，时有好转，终未根除。初诊，患儿神疲倦怠，面色㿠白，舌质淡红、苔薄白，指纹淡。治宜健脾渗湿，分清止泻。用此方20克，每日分2次开水泡，澄清取汁加少许白糖频服。连服2日症减，服4日而愈。

山药鸡肝羹 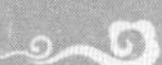

【处方组成】山药15克，薏苡仁10克，鸡肝1具。

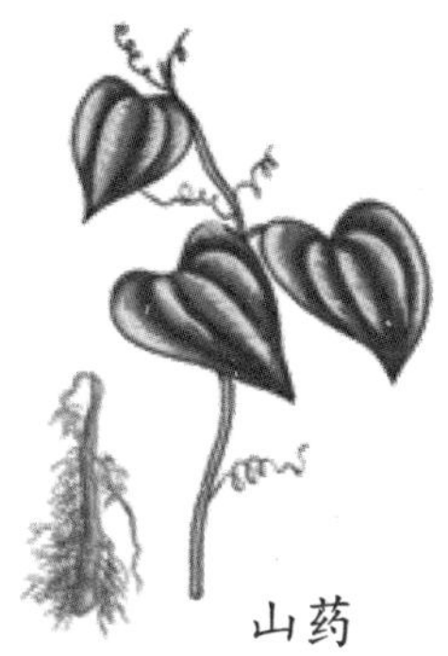

山药

【用法用量】将山药、薏苡仁共研细末，鸡肝切成片与药末拌匀，置碗中加食醋适量蒸熟，早晚分服。

【功效主治】婴幼儿慢性腹泻。

病例验证

用此方治疗婴幼儿慢性腹泻上千余例，均获良效，一般连服3天即可获效。

扁豆衣茯苓汁 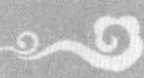

【处方组成】扁豆衣、茯苓、钩藤(后下)各9克，扁豆花、炒谷芽、炒麦芽、神曲、炒党参各6克，木香2克，炒白术、陈皮各5克。

【用法用量】上药加水适量，文火煎汁去渣后备用。每日分2次服下，每次量60～80毫升。

【功效主治】婴儿腹泻迁延日久，泄下水分较多，时有肠鸣不畅，平时有湿疹病史，且胆怯易惊，患儿大多以人乳喂养为主。

病例验证

用此方治疗婴儿腹泻患者125例，总有效率为98.4%。

杏仁黄连汁 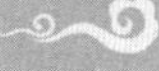

【处方组成】杏仁、黄连、通草、半夏、川厚朴各5克，滑石（包煎）、黄芩、车前子（包煎）各10克，橘红7克。

【用法用量】水煎3次，混合后浓缩至40毫升。1岁以内患儿每次5毫升，每6小时服1次。

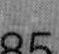

【功效主治】婴幼儿秋季腹泻。

病例验证

用此方治疗婴幼儿秋季腹泻100例，治愈91例，好转9例，总有效率为100%。

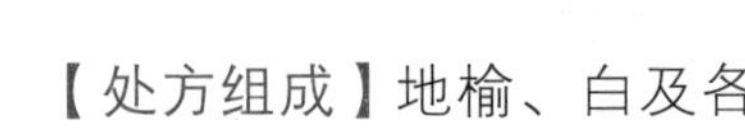

地榆白及汁

【处方组成】地榆、白及各30克。

【用法用量】将上药加水500毫升，浓煎至200毫升。每天早、晚各服1次，每次50毫升，服用时可加少许食糖，一般可连服2～4次。

【功效主治】婴幼儿腹泻。

病例验证

用此方治疗婴幼儿腹泻患儿15例，均在服药2～4次后获得治愈。

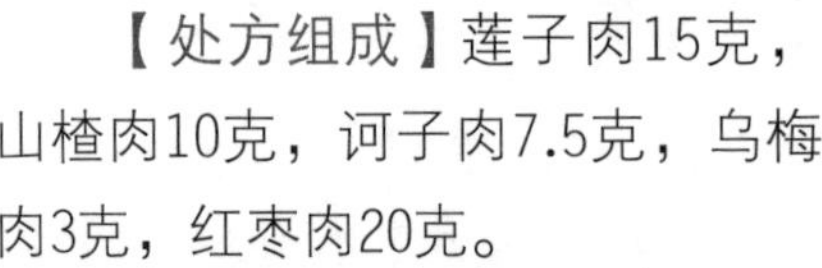

莲子肉汤

【处方组成】莲子肉15克，山楂肉10克，诃子肉7.5克，乌梅肉3克，红枣肉20克。

【用法用量】上药为1周岁的小儿量，每日1剂，水煎分3次服。

【功效主治】婴幼儿迁延型腹泻。

【加减】根据患儿年龄大小，药量可酌情加减。如服3～5剂之后，腹泻减轻或大便初见成形，可将本方中药按比例研成细末，改作散剂服之。

病例验证

用此方曾治疗62例婴幼儿迁延型腹泻(均属单纯消化不良，病程超过1个月)，痊愈42例，好转16例，无效4例，总有效率为93.5%。其中服药最少3剂，最多20剂。

鲜石榴皮泥

【处方组成】鲜石榴皮30克。

【用法用量】砸成泥状敷脐，包扎密封固定，24小时换药1次。

【功效主治】婴幼儿腹泻。

病例验证

用此方治疗婴幼儿腹泻24例，用药1次治愈12例，2次5例，3次4例，好转3例。

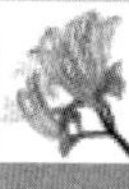

小儿痢疾

痢疾是一种由痢疾杆菌引起的肠道传染病。痢疾杆菌可随食物通过污染的手、玩具、餐具等进入胃肠道，引起小儿痢疾。多见于2～7岁儿童，好发于夏秋季，表现为突发高热、面色苍白、四肢冰凉、嗜睡、精神萎靡或惊厥等。小儿痢疾的特点是起病急骤，感染中毒症状严重，病情恶化快，病死率高。

白头翁散

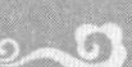

【处方组成】白头翁、败酱草、秦皮、川黄连各6克，赤芍5克，生甘草4克。

【用法用量】将上药共研为极细末，装瓶密闭备用。用时，每次服2克，以红糖水送服。

【功效主治】小儿细菌性痢疾。

病例验证

用此方治疗小儿细菌性痢疾患者109例，用药2～5天治愈107例，显效2例，总有效率为100%。

苍术大黄散

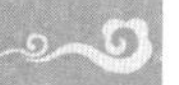

【处方组成】炒苍术90克，制大黄、制草乌、川羌活、炒杏仁各30克。

【用法用量】以上药共研细末，分成1.5克重1包，每日2次，每次1包，儿童酌减。

【功效主治】小儿细菌性痢疾。

病例验证

用此方治疗患儿96例，痊愈62例，有效28例，总有效率为93.7%。

大黄木香汤

【处方组成】生大黄、木香、焦山楂、枳壳、黄柏、槟榔各10克，黄连3克。

【用法用量】每日1剂，水煎频服。

【功效主治】清热燥湿，破气消积。主治小儿急性菌痢。

【加减】发热者，加葛根、鸡苏散；赤多白少者，加秦皮、白头翁；白多赤少者，加苍术、川朴、藿香。

病例验证

用此方治疗患儿80例，治愈73例，好转5例，无效2例，总有效率为97.5%。

金银花山楂汤

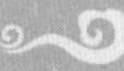

【处方组成】金银花20克，生山楂30克，赤芍、白芍各10克，生甘草6克。

【用法用量】每日1剂，水煎2次，分3次服，赤多者调适量白砂糖；白多者调适量赤砂糖。6岁以上用上方剂量；3~6岁用上方剂量的1/2~2/3；3岁以下用1/3剂量。

【功效主治】清热解毒，消食导滞，调气行血。主治小儿急性细菌性痢疾，证属湿热挟滞型。

病例验证

常某，男，4岁。于3日前因食生冷瓜果而致腹痛，大便稀夹杂赤白脓血，每日达十余次，时发寒热，并曾呕吐1次，伴见厌食、疲乏。查体：体温38.4℃，舌质红，苔黄腻，脉滑数。大便常规示：红细胞(+++)，白细胞(+++)，巨噬细胞(+)。诊断为急性细菌性痢疾，以上方剂量2/3加葛根、柴胡各6克，并以赤砂糖、白砂糖各适量调服，2剂而安。

白蔹黄连胶囊

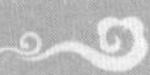

【处方组成】白蔹、地锦草、黄连、黄芩、广木香、葛根各10克。

【用法用量】将上药共研为极细末，装入胶囊内，每粒装药末0.3克，每服3~4粒，每日2~3次。

【功效主治】小儿细菌性痢疾。

病例验证

用此方治疗小儿细菌性痢疾患儿122例，经用药3~6天后，均获治愈。

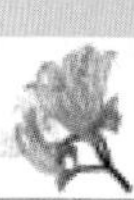

水痘

水痘是一种由水痘病毒引发的急性疱疹性呼吸道传染病。多见于6个月至6岁小儿，常发于冬春季节。由风热、湿毒经口鼻进入肺脾，蕴郁机体，外发肌肉皮肤之上所致。本病传染性极强，主要通过飞沫和接触传播。从症状出现的前一天起，直到皮疹完全干枯结痂，都具有很强的传染性。初起为斑疹，后转变为疱疹、丘疹，大小不一成圆形或椭圆形，颜色澄清或微混浊，此时疱顶高凸，不化脓，邪在表而见发热、咳嗽、头痛、四肢酸软疼痛等症状。此病高发期由于湿热郁蒸，皮肤、黏膜不断出现斑疹、疱疹、丘疹；热毒内蕴营血，则见面赤、烦躁，重者出现晕厥等热入营血症状。

荆芥连翘汁

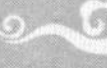

【处方组成】荆芥、连翘、赤芍、白蒺藜、牛蒡子、淡竹叶、木通各10克，蝉蜕3克，灯芯草1克。

【用法用量】每日1剂，诸药先浸泡半小时，沸煎5～6分钟后，取汁300毫升，4岁以下患儿频频饮服，4岁以上患儿于上、下午分2次服完。

【功效主治】小儿出疹性疾病，如水痘、风疹、过敏性紫癜、荨麻疹、湿疹等，适于风热挟湿型水痘。

病例验证

孙某，女，4岁。所在托儿所水痘流行。前一日起发热，体温在37.5℃～38℃，傍晚躯干皮肤散见小米粒大小的丘疹，并见有散在数个小水泡，自服板蓝根冲剂2袋。次日晨起皮疹及水泡数量明显增多，少数水泡已破溃，舌红，苔白腻，咽稍红，脉滑数。诊断为水痘，证属风热袭肺，上源不利，挟湿外透肌表。治宜清热透疹、利湿解毒。用此方去淡竹叶，加茯苓、黄芩各10克，芦根30克，黄连1.5克。服上方2剂后热退，水痘未再新发，而旧的开始收没，5剂后水痘痂疹。1周后痂疹脱落而告病愈。

石膏知母汤

【处方组成】石膏、知母各12克，牛蒡子、升麻、葛根、浮萍各10克，水牛角、丹皮、紫草、甘草各6克。

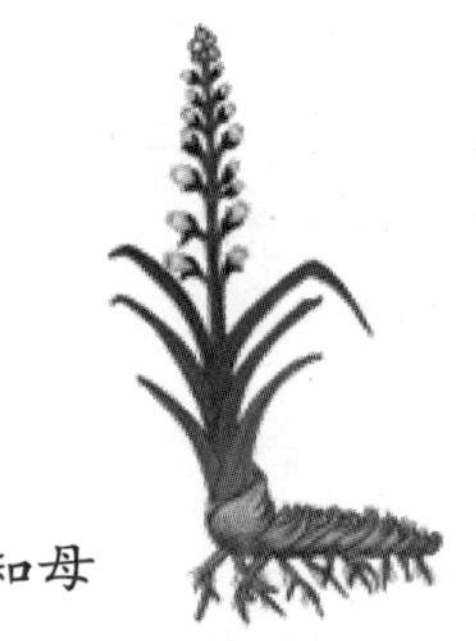

知母

【用法用量】每日1剂，水煎分4～5次内服。疱疹痒用棉签蘸药液涂患处。

【功效主治】小儿水痘。

【加减】流涕、咳嗽甚者，加薄荷、桔梗；湿重、苔白厚腻者，加苍术；便秘者，加酒大黄；热甚者，加青蒿、银柴胡。

病例验证

用此方治疗水痘患儿236例(年龄1～3岁)，痊愈224例，无效12例，总有效率为94.9%。

双花连翘汤

【处方组成】金银花、连翘、六一散（包煎）、车前子（包煎）各6～10克，紫花地丁、黄花地丁各10～15克。

【用法用量】每日1剂，水煎，分2～3次服。药渣煎汤洗患处。

【功效主治】小儿水痘。

病例验证

用此方治疗水痘患儿114例，其中6～48小时全部退烧，2～4天结痂，均获治愈。

双花玄参汤

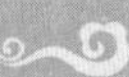

【处方组成】金银花、生石膏（先煎）各30克，玄参、紫草、泽泻各15克，薄荷9克，荆芥6克。

【用法用量】每日1剂，水煎，分数次服。

【功效主治】小儿水痘。

病例验证

用此方治疗水痘116例，服药2～5剂均获治愈，其中伴发热者均在服药1剂后体温恢复正常。

小儿尿频

尿频是以小便频急而数为特征的病症。1岁以内的婴儿，因脏腑之气未足，气化功能尚未完善，小便次数较多，无尿急及其他不适，不为病态。本病多发于学龄前儿童，尤以婴幼儿发病率较高。尿频相当于现代医学的泌尿系感染及神经性尿频，本病急性发病者，若及时积极治疗，预后较好，多能痊愈。慢性发病，或反复发作者，则常迁延日久，影响小儿身心健康。

生木瓜药酒

【处方组成】生木瓜(大者1枚)。

【用法用量】将上药切片，泡酒1周。用时，每次用约含生药9克。每日1剂，水煎，服2次。

【功效主治】小儿尿频。

病例验证

用此方治疗小儿尿频症9例，治愈7例，显效2例。一般患儿5剂即愈。

党参黄芪合剂

【处方组成】党参、黄芪各12克，台乌药、山药、益智仁、金樱子各10克，白术、生地黄、陈皮各8克，柴胡、升麻、生甘草各5克。

【用法用量】将上药水煎3次后合并药液，浓缩成150毫升。每日1剂，分2～4次温服，5剂为1个疗程。

【功效主治】小儿尿频。

病例验证

用此方治疗小儿尿频症患者163例，治愈161例，显效2例，总有效率为100%。

麻黄杏仁汤

【处方组成】麻黄4.5克，生

石膏（先煎）12克，杏仁、桔梗各9克，山药18克，甘草3克。

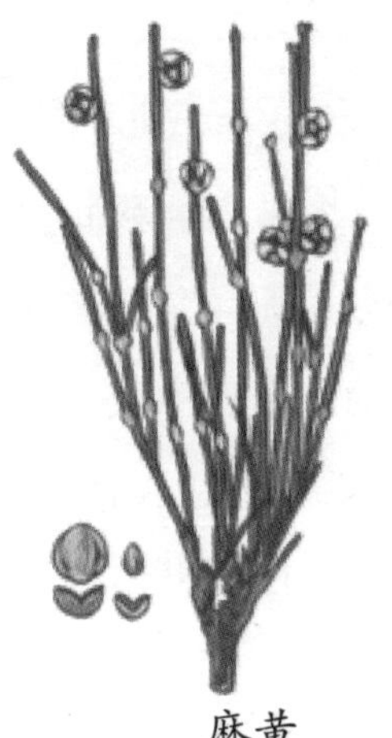

麻黄

【用法用量】每日1剂，水煎服。

【功效主治】清宣肺气。主治小儿尿频。

病例验证

杨某，男，7岁。患儿小便频数已4年余，迄今未愈。因患感冒发热咳嗽，经服中西药后发热减退，但咳嗽尚未痊愈，继而出现小便频数。每天小便数十次，量少，以致患儿停学。曾在本市各医院治疗无效。前来就诊：患儿每天小便70～80次，无尿痛、尿血与腰痛等症，小便色微黄，化验小便无异常。入睡后小便亦不自遗。咳吐黄色稠痰，口渴，汗出，不发热，面瘦，颜色正常；饮食稍差，精神尚可，大便正常；舌苔薄黄白，有津液，舌质红，脉大数，右脉更大。投上方3剂，水煎服。小便频数已减少三分之一，余症同前，原方再服4剂。小便频数已减少大半，每天只解30次左右，咳嗽已止，脉略数，已不大，仍守前方再服4剂以清余邪。小便已不频数，与常人同样，舌苔脉象均已正常。

白茅根生地饮

【处方组成】鲜白茅根30克，生地黄10克，木通6克，生甘草、竹叶各3克。

【用法用量】将上药加入适量清水浸渍半小时，煮沸后再煎20分钟，每日1剂，2次分服或代茶频饮。一般服5～10剂即可。

【功效主治】小儿尿频。

病例验证

用此方治疗小儿白天尿频患儿55例，其中，痊愈53例，无效2例。

小儿惊厥

惊厥又称抽风，是小儿时期较常见的紧急症状，各年龄小儿均可发生，尤以6岁以下儿童多见，特别多见于婴幼儿。多由高热、脑膜炎、脑炎、癫痫、中毒等所致。惊厥反复发作或持续时间过长，可引起脑缺氧性损害、脑水肿，甚至引起呼吸衰竭而死亡。本病初发的表现是意识突然丧失，同时有全身的或局限于某一肢体的抽动，还多伴有双眼上翻、凝视或斜视，也可伴有吐白沫和大小便失禁。而新生儿期可表现为轻微的全身性或局限性抽搐，如凝视、面肌抽搐、呼吸不规则等。中医学认为，惊厥是惊风发作时的症候。

蜈蚣僵蚕粉

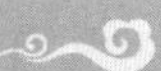

【处方组成】炙赤蜈蚣1条、僵蚕、炮胆南星、猪牙皂角(略炒存性)各3克，麝香0.3克。

【用法用量】上药共研极细末，贮瓶备用，勿泄气。以手沾生姜汁蘸药末少许擦牙，或用姜汁调药末呈稀糊状，滴入口内2～3滴。

【功效主治】通窍开关。主治小儿惊风，牙关紧急。

病例验证

采用此方屡用屡验，涎出自开。

生石膏朱砂散

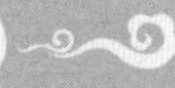

【处方组成】生石膏（先煎）50克，代赭石（先煎）25克，朱砂0.2克，巴豆霜2克。

【用法用量】共研细末。小于6个月的服0.2克/次；大于6个月的服0.25克/次；1～3岁0.3克/次；

3～5岁0.5克/次；5～7岁1克。每4小时服1次，日服3次。

【功效主治】小儿惊厥。

病例验证

用此方治疗婴幼儿惊厥，效果良好，最佳者服药后惊厥即止。

金银花汤

【处方组成】金银花9克，猪胆1.5克，甘草3克。

【用法用量】每日1剂，水煎服。

【功效主治】小儿惊风。

病例验证

用此方治疗小儿惊风7例，服药1~2剂，均获治愈。

鱼腥草钩藤汤

【处方组成】鱼腥草、黄荆条各30克，钩藤（后下）10克。

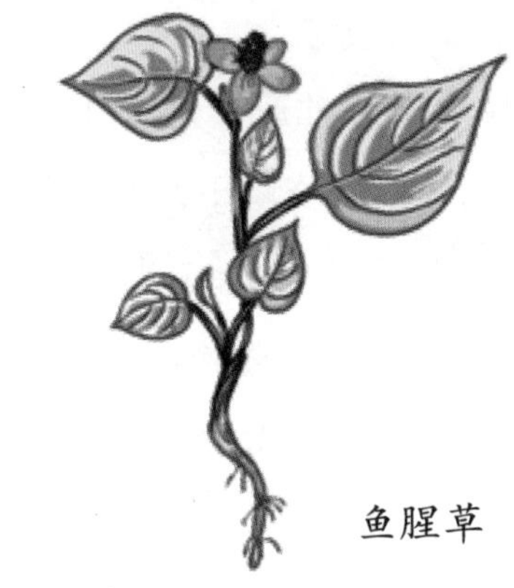
鱼腥草

【用法用量】加水煎，去渣，分数次服，每日1剂。

【功效主治】小儿急惊风。

病例验证

用此方治疗小儿急惊风15例，均获痊愈。

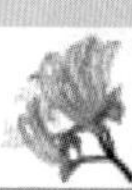

小儿夜啼

夜啼是指婴儿白日嬉笑如常而能入睡，入夜则啼哭不安，或每夜定时啼哭，甚至通宵达旦，少则数日，多则经月，故又称夜哭。其原因有多种，如腹部受寒、过食炙烤之物、暴受惊恐、体质较弱及父母体质素虚等。有的因营养过多、运动不足，有的因怕黑，而处在兴奋状态的小儿，也会常常夜啼，尤其是有神经质或腺病质的小儿，更有夜哭不停的情形发生。

钩藤薄荷合剂

【处方组成】钩藤（后下）、薄荷、炒酸枣仁各4克，蝉衣2克。

【用法用量】将上药水煎3次后合并药液，分早、晚2次服，每日1剂。若3剂不愈者，视为无效。

【功效主治】小儿夜啼症。

病例验证

用此方治疗小儿夜啼63例，服药1~3剂治愈61例，好转2例。

麦冬灯芯草安神合剂

【处方组成】麦冬8克，朱砂0.1克，灯芯草0.5克。

【用法用量】将上药盛于小碗内，加热开水40毫升浸泡，待煮饭熟时，置于饭面上加蒸(或置于锅内隔水蒸)即可。每日1剂，中午及晚上睡前各服1次，注意，朱砂不可和铝制品接触。

【功效主治】重镇安神，养阴生津。主治小儿夜啼症。

病例验证

用此方治疗患儿10余例，临床疗效满意。

沙参山药汤

【处方组成】北沙参、麦冬、山药、蝉蜕各5克，寒水石(先煎)、龙齿(先煎)、酸枣仁各6克，珍珠母(先煎)10克，薄荷、生甘草各3克。

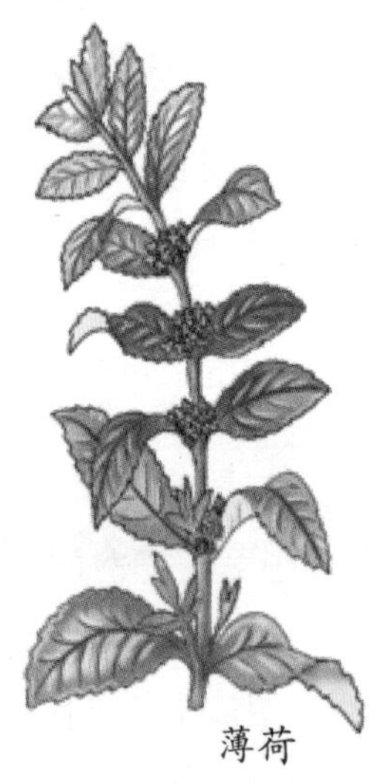

薄荷

【用法用量】每日1剂，水煎，分早、中、晚3次服。3剂为1个疗程，直至痊愈。

【功效主治】小儿夜啼。

病例验证

用此方治疗小儿夜啼患者47例，均在服药1～2个疗程后获得治愈。

蝉蜕远志汁

【处方组成】蝉蜕15枚(去头足煎半截)，薄荷、远志各6克，茯神、灯芯草各9克，黄连、龙齿（先煎）各3克。

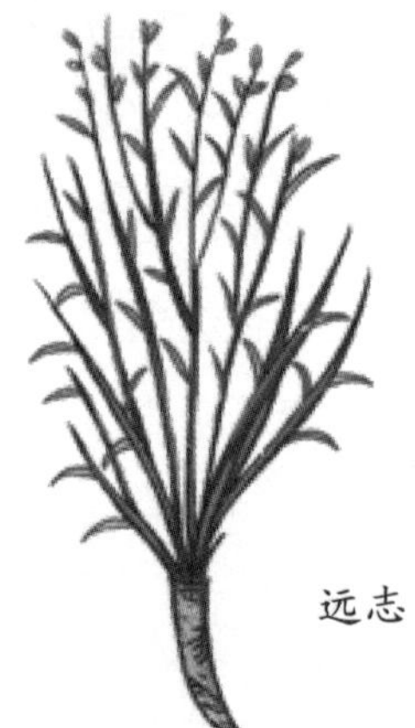

远志

【用法用量】水煎2次，取煎汁30毫升，加白糖适量。在下午或晚上服5～10毫升。另用朱砂少许抹于小儿双手心或双脚心，可试用。

【功效主治】息风止痉，养心安神。主治小儿夜啼。

病例验证

郭某，男，2岁，患小儿夜啼4个月，用上方治疗3天获愈。随访未复发。

婴儿湿疹

婴儿湿疹是指2个月至2岁的幼儿具有遗传倾向的变态反应性皮肤病。其皮疹多见于颜面、前额及下颌，可延及头颈肩臂，甚则可波及全身，呈对称性分布。皮疹形态不一，可有白红斑、丘疹、疱疹，以及渗液、结痂和脱屑，轻重不等的皮损可同时出现。湿疹以瘙痒、反复发作为特征。

苍耳子百部洗液

【处方组成】苍耳子、蛇床子、地肤子、苍术、白鲜皮、生大黄、黄柏、知母、蒲公英、苦参、野菊花、百部、生甘草各100克。

【用法用量】水煎外洗患处，每日3次。

【功效主治】婴儿湿疹。

病例验证

用此方治疗小儿湿疹123例，痊愈120例，显效3例，总有效率为100%。

地肤子枯矾汁

【处方组成】地肤子、蛇床子各15克，枯矾9克。

【用法用量】每日1剂，水煎浓缩，分2次涂洗患处。

【功效主治】婴儿湿疹。

病例验证

用此方治疗婴儿湿疹11例，用药1～3剂，结果全部治愈。

丹参茵陈合剂

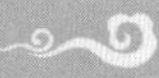

【处方组成】丹参、茵陈、败酱草各30克，苦参25克，黄柏、通草各15克。

【用法用量】将上药水煎3次后合并药液(约200毫升)，取其中100毫升分3次口服；余液外洗患部，每日2～3次，每日1剂。

【功效主治】婴儿湿疹。

病例验证

用此方治疗小儿湿疹60例，均获治愈。

白英红枣汤

【处方组成】半边莲、乌韭、白英各15克，金银花6克，红枣7个。

【用法用量】上药以净水600毫升煎取200毫升，去渣以汤药代水饮。婴幼儿可用奶瓶吮服，分3～4次服完。日服1剂。1个疗程为5～10剂。

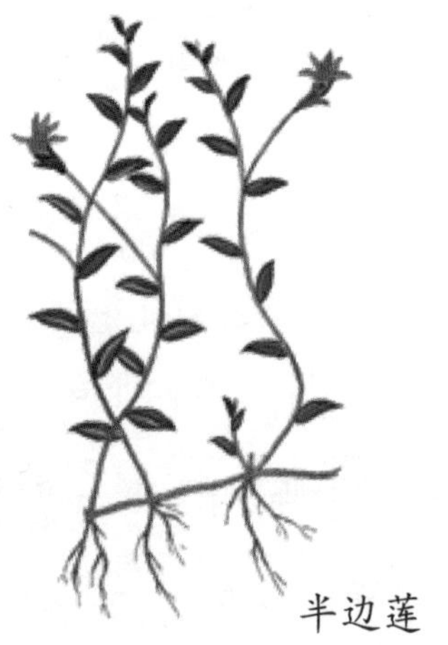

半边莲

【功效主治】清热解毒，益气养血。主治婴儿湿疹。

【加减】大便溏者，加葛根6克。

病例验证

用此方治疗婴儿湿疹80例，治愈60例，显效16例，无效4例，总有效率为95%。

莲子心清热汤

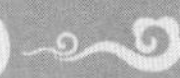

【处方组成】莲子心、连翘心、玄参、生地黄各6克，栀子心3克，茯苓皮、车前子（包煎）、车前草各9克，木通4.5克，灯芯草3扎。

【用法用量】每日1剂，水煎服，早晚分服。

【功效主治】清热泻火，燥湿止痒。主治婴儿湿疹。

病例验证

用此方治疗婴儿湿疹38例，近期治愈31例，显效7例。

双花连翘汤

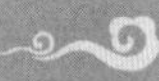

【处方组成】金银花、连翘、苍术、牛蒡子各9克，薏苡仁12克，赤芍6克，白芷、荆芥穗各4.5克，蝉蜕、生甘草各3克。

【用法用量】每日1剂，水煎服。

【功效主治】婴儿湿疹。

病例验证

用此方治疗婴儿湿疹60余例，均获良好效果。

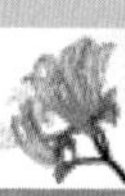

小儿遗尿症

遗尿，俗称尿床，是一种夜间无意识的排尿现象。小儿在3岁以内由于脑功能发育未全，对排尿的自控能力较差；学龄儿童也常因紧张疲劳等因素，偶尔遗尿，均不属病态。超过3岁，特别是5岁以上的儿童经常尿床，轻者数夜1次，重者1夜数次，就可能是疾病状态的遗尿，父母应引起注意。本病多见于小儿先天性隐性脊柱裂、先天性脑脊膜膨出、脑发育不全、智力低下、癫痫发作、脊髓炎症和泌尿系感染及尿道受蛲虫刺激等。生理性遗尿不需药物治疗。如是疾病引起的遗尿应从治疗原发病着手。

鸡肠牡蛎汤

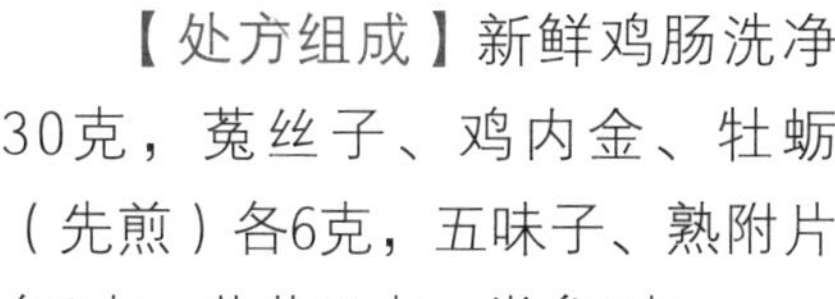

【处方组成】新鲜鸡肠洗净30克，菟丝子、鸡内金、牡蛎（先煎）各6克，五味子、熟附片各3克，黄芪10克，党参9克。

【用法用量】每日1剂，水煎，分3次饭前服。

【功效主治】小儿遗尿症。

病例验证

用此方治疗小儿遗尿症20例，均全部治愈。其中服药5剂治愈3例，8剂治愈13例，12剂治愈4例。

麻黄杏仁汤

【处方组成】麻黄6克，生石膏（先煎）12克，杏仁9克，甘草3克。

【用法用量】每日1剂，水煎服。

【功效主治】小儿肺热郁结型遗尿症。

病例验证

杜某，男，14岁，患者遗尿12年，近2年每夜遗尿4～5次；并经常咳嗽、气喘、吐稠痰、舌红苔黄白，脉滑数。此为痰热郁肺伤阴。治以宣肺清热，养阴祛痰。处方：麻黄、桔梗各6克，麦冬、杏仁各9克，生石膏（先煎）18克，甘草3克，沙参12克。随症加减，前后服药11剂，遗尿已愈，唯咳喘尚微。

金樱子汤

【处方组成】金樱子、补骨脂、防风、藁本、浮萍、石菖蒲各10克，甘草5克。

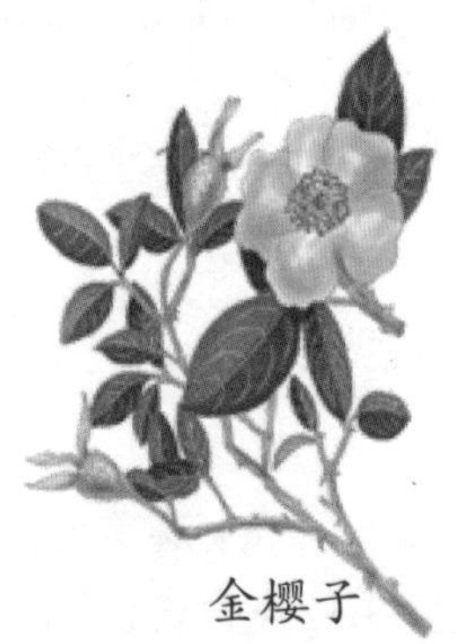
金樱子

【用法用量】每日1剂，水煎，分2次服。

【功效主治】小儿遗尿症。症见3岁以上小儿夜间或白天睡眠时小便自遗，醒后方觉。

病例验证

用此方治疗小儿遗尿症21例，治愈16例，好转3例，无效2例，总有效率为90.47%。

甘草茴香汤

【处方组成】甘草30克，小茴香、益智仁、补骨脂各15克，桑螵蛸20克，山药、肉桂各10克。

【用法用量】每日1剂，水煎服。

【功效主治】小儿遗尿症。

病例验证

用此方治疗小儿遗尿症30例，全部治愈。

生枣仁益气汤

【处方组成】生枣仁、牡蛎（先煎）各15～30克，甘草6～10克。

【用法用量】每日1剂，水煎服。

【功效主治】补中益气，收敛固涩。主治小儿遗尿症。

病例验证

用此方治疗小儿遗尿症，均获满意疗效。

儿童多动症

儿童多动症，又称脑功能轻微失调或轻微脑功能障碍综合征。表现为注意力不集中、上课说话、做小动作等。但因其智力正常，所以学习成绩可能较差，难与他人相处，易激惹，动作不协调。本病男孩多于女孩，尤其早产儿多见。多在学龄期发病，其病因有人认为与难产、早产、脑外伤、颅内出血、某些传染病、中毒等有关，也有人认为与环境污染、遗传等有关。中医学认为，心脾两虚、肝阳上亢、湿热内蕴是其主要病因病机。

熟地黄芪汤

【处方组成】熟地黄、黄芪各15克，白芍12克，龙骨（先煎）20克，五味子、远志、石菖蒲各6克。

【用法用量】每日1剂，水煎服，分2次服。治疗时间最短者1个月，最长者6个月。

【功效主治】滋肾健脾，平肝潜阳，宁神益智，标本兼治。主治小儿多动不安，性情执拗，冲动任性，做事有头无尾，言语冒失，注意力涣散，伴形体消瘦、面色少华、食欲不振、遗尿。

病例验证

用此方治疗小儿多动症18例，均获得了良好疗效。

生牡蛎珍珠母药液

【处方组成】白芍、枸杞子、夜交藤各10克，生牡蛎（先煎）、珍珠母（先煎）、女贞子各15克。

【用法用量】将上药加水浸泡1小时，煎2次，每次20分钟。将2次煎出药液混合，每日1剂，分3次服。

【功效主治】平肝潜阳、养

肾健脾。主治小儿抽动症。挤眼、眨眼、耸肩、摇头、手足多动等。

【加减】若见阴血不足，头目眩晕，面色苍白，舌红而干者，加熟地黄10克；脾虚唇淡，舌胖嫩者，加茯苓15克、白术6克；心血不足，精神不振，睡眠多梦者，加炒酸枣仁15克。

病例验证

汤某，男，8岁。4年来不断眨眼，咧嘴，挺胸，伸颈，仰头，腹肌抽动。多次求医，服镇静药物未效。近月加重，不能上课学习，烦躁易怒，夜寐不实，多梦、纳差，睡间遗尿，舌红，苔白腻，脉弦滑。本方加减，服用3剂后挺胸、耸肩、咧嘴、腹肌抽动停止，夜眠安，继以加减连服数剂，诸症皆愈。随访未再复发。

白芍天麻合剂

【处方组成】白芍、天麻、珍珠母(先煎)各10克，枸杞子、女贞子、夜交藤、柏子仁、生牡蛎(先煎)各15克，红枣5枚。

【用法用量】将上药水煎3次后合并药液，分早、中、晚3次服，每日1剂。10剂为1个疗程，直至痊愈为止。

【功效主治】儿童多动症。

【加减】若疲倦乏力、纳少便溏者，加白术、茯苓、党参各10克；若阴血不足、面色萎黄者，加鸡血藤、全当归、熟地黄各10克；若夜寐不安者，加远志、炒枣仁各10克。

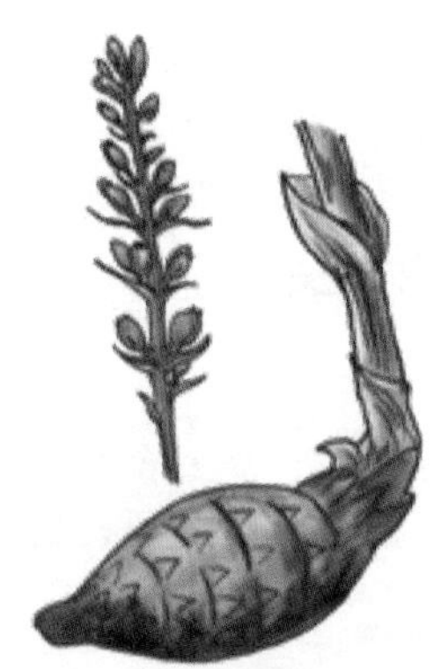

天麻

病例验证

用此方治疗儿童多动症80例，均获痊愈。其中用药1个疗程治愈25例，2个疗程治愈32例，3个疗程治愈23例。

第三章

男科验方

现代生活的压力越来越大，男性忙于家庭和工作，往往忽略了自己的健康，疾病往往在不知不觉中发展，如早泄、阳痿、遗精等，男性一旦被这些男科病缠上，即使你是职场精英，你的魅力也会大受影响。本章为你精心挑选了一些治疗男科病的验方，助你与健康相伴。

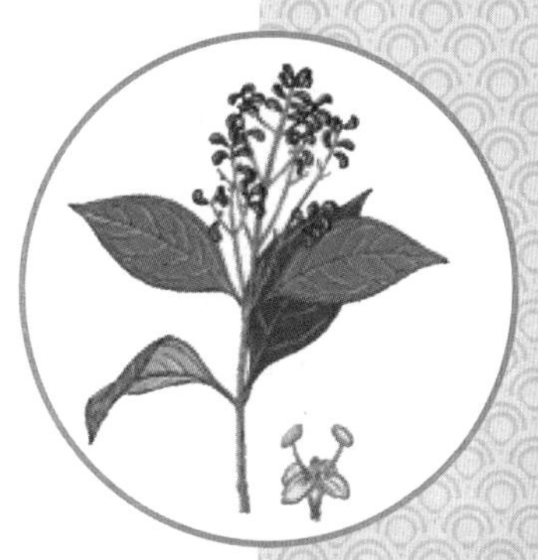

早泄

早泄是指同房时，过早射精，随后阴茎即软，不能正常进行性交。中医学认为，多由于房劳过度或频繁手淫，导致肾精亏耗，肾阴不足，相火偏亢，或体虚羸弱，虚损遗精日久，肾气不固，导致肾阴阳俱虚所致。早泄与阳痿关系至为密切，早泄严重可导致阳痿，阳痿又常可伴见早泄。治疗时当互相参照。

细辛丁香药液

【处方组成】细辛、丁香各20克，90％酒精100毫升。

【用法用量】将2药浸泡入酒精内半个月即可。使用时以此浸出液涂擦阴茎之龟头部位，经1.5～3分钟即可行房事。

【功效主治】早泄。

病例验证

吕某，28岁。患者经常离家出差，每次归家同房时，精神紧张，而致临房早泄。如此3年，不能满足生育之望，乃至夫妇失和，曾多次求治无效。经用此方临房时局部外用后，第一次行房时间即维持在20分钟以上，经用此方5次后，弃药而愈。

五倍子白芷末

【处方组成】五倍子15克，白芷10克。

【用法用量】将上药共研为细末，用醋及水各等份，调成面团状。临睡前敷肚脐(神阙穴)，外用纱布盖上，胶布固定。每日1次，连敷3～5日。

【功效主治】早泄。

病例验证

用此方治疗早泄患者39例，经用药2～6日后，均获痊愈。

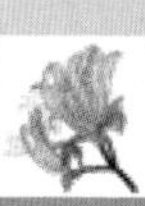

黄芪党参合剂

【处方组成】黄芪、党参、龙眼肉、酸枣仁各20克，白术、当归各10克，茯神、龙骨（先煎）、牡蛎（先煎）各15克，木香、远志、甘草各6克，桑螵蛸12克，黄连1.5克，肉桂3克。

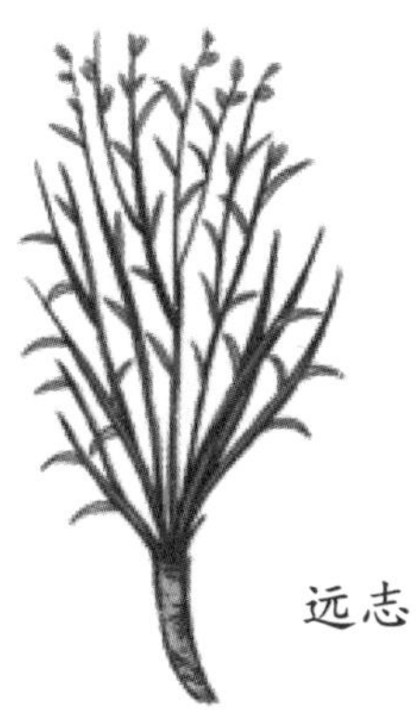

远志

【用法用量】每日1剂，水煎，早晚分服。暂节欲，远房事。

【功效主治】补益心脾，宁心摄肾。主治早泄，伴神疲体倦，心烦失眠，心悸盗汗，纳少，面不荣，苔少质微红，脉浮虚尺弱。

病例验证

用此方治疗早泄患者10余例，有效率为90%以上。

盐知母汤

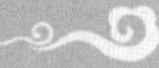

【处方组成】盐知母、盐黄柏、山萸肉、牡丹皮、泽泻、天冬、金樱子、芡实米各10克，熟地黄25克，生山药30克，云茯苓15克，人参(另煎)5克，甘草6克。

【用法用量】每日1剂，水煎服。

【功效主治】早泄。触之即泄，梦之则遗，思之易举，不能房事，女方不满，忧恐重重，舌红，苔薄，脉细而数者。

病例验证

此方治疗早泄8例，均获痊愈。

五倍子熏液

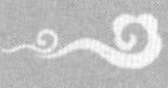

【处方组成】五倍子20～30克。

【用法用量】将上药用文火水煎30分钟，再加入适量温开水。趁热熏蒸龟头，待水温降至40℃左右，可将龟头浸入其中5～10分钟，每晚1次，半个月为1个疗程。

【功效主治】早泄。

【宜忌】治疗期间禁房事。

病例验证

用本方治疗早泄患者21例，经用药1～2个疗程后，痊愈18例，有效3例。

阳痿

阳痿是指在性交时阴茎不能勃起或举而不坚，不能进行性交的一种性功能障碍疾病。正常情况下，性兴奋刺激从高级中枢神经传导到勃起中枢，勃起神经(盆神经)传导到阴茎海绵体神经丛引起海绵体充血、勃起。发生阳痿的原因是多方面的，多数是因为神经系统功能失常而引起，往往有头昏眼花、头疼脑涨、腰酸背痛、四肢无力、失眠、出冷汗等。另外一些肿瘤、损伤、炎症等也可引起神经功能紊乱而导致性功能衰退。有的则可能由于内分泌系统的疾病、生殖器本身发育不全或有损伤而引起。

蜈蚣当归散

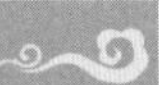

【处方组成】蜈蚣18克，当归、白芍、甘草各60克。

【用法用量】先将当归、白芍、甘草晒干研细，过90～120目筛。然后将蜈蚣研细，再将两种药粉混合均匀，分为40包(也可制成水丸)。本方蜈蚣不得去头足或烘烤，以免减效。每次半包至1包，早晚各1次。空腹用白酒或黄酒送服。15日为1疗程。

【功效主治】阳痿。

【宜忌】忌食生冷、恼怒。

病例验证

贾某，39岁，阳痿5年多。阴茎不能勃起，伴尿道烧灼感。既往患前列腺炎。经用大量补肾壮阳汤药及中成药无效，用此方7天，阴茎勃起坚而有力，持续20分钟，同房2次均成功。

麻雀地龙散

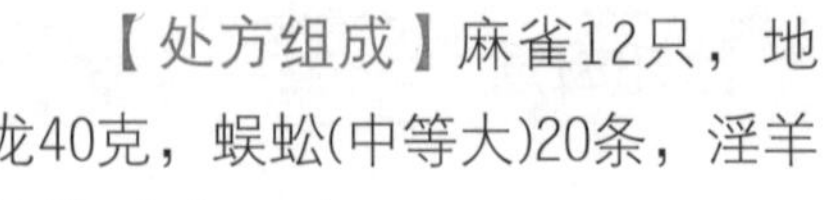

【处方组成】麻雀12只，地龙40克，蜈蚣(中等大)20条，淫羊藿叶(或茎)50克。

【用法用量】各药分别研为细末(麻雀去毛及内脏焙干）。然后将末混匀，分为40包。每次1包，每日2次，米酒适量冲服。20日为1疗程。

【功效主治】补益肝肾，健脑安神。主治阳痿。

【宜忌】忌腥、冷等食物。

病例验证

用此方治疗阳痿患者16例，痊愈率为98%以上。

灵芝草汁

【处方组成】灵芝草。

【用法用量】每日6克切片，文火久煎成浓汁，每次饮服100～150毫升。晨起空腹服或午饭前1小时饮服尤佳；可加少许冰糖或1枚鸡蛋同服。15日为1个疗程，可连服1～2个疗程。

【功效主治】益气补虚，养心安神。主治阳痿。

【宜忌】用此方期间忌用其他中西药。

病例验证

用此方治疗阳痿66例，临床治愈15例，显效28例，有效19例，无效4例，总有效率为93.9%。

萸肉熟地丸

【处方组成】山萸肉、熟地黄、枸杞子、石燕、白术各40克，列当、五味子、茯神、山药、炙蜂房、全蝎、蛇床子、地龙各25克，鹿茸、炙海马10克，炙蛤蚧1对，炙蜗牛、阳起石各50克，淫羊藿、巴戟天各30克。

【用法用量】将上药共研细末，过120目筛后分成60包，或炼蜜为丸。每服1包或1丸，日服2次，饭前服用。1个月为1个疗程。

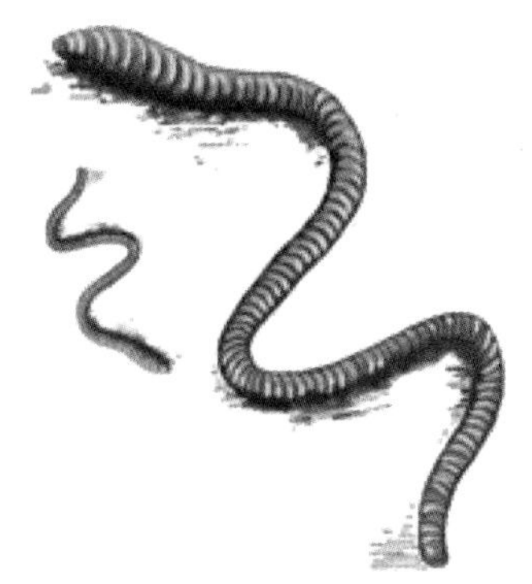

地龙

【功效主治】阳痿。

【宜忌】忌生、忌冷、忌烟酒。

病例验证

用此方治疗阳痿患者297例，治愈274例，无效23例，总有效率为92.25%。

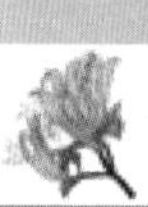

遗精

遗精是指不因性交而精液自行外泄的一种男性性功能障碍性疾病，如果有梦而遗精者称为“梦遗”；无梦而遗精者，甚至清醒的时候精液自行流出者称为“滑精”。如果发育成熟的男子，每月偶有1～2次遗精，且次日无任何不适者，属生理现象，不是病态，不需任何治疗，假若遗精比较频繁，每周达2次以上，且影响学习和工作者，则需治疗。中医学认为，肾藏精，宜封固不宜外泄。凡劳心太过，郁怒伤肝，恣情纵欲，嗜食醇酒厚味，均可影响肾的封藏而遗精。

熟地锁阳汤

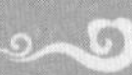

【处方组成】熟地黄、芡实、仙茅、覆盆子、菟丝子各15克，山茱萸、生龙骨（先煎）、生牡蛎（先煎）、锁阳各30克，肉苁蓉、枸杞子、桑螵蛸、沙苑子各20克，韭子10克，金樱子12克。

【用法用量】每日1剂，水煎服。

【功效主治】遗精。

【加减】心慌、多梦者，加柏子仁、炒酸枣仁；腰痛甚者，加牛膝、杜仲；口干、五心烦热者，加知母、丹皮；小便频、黄赤者，加黄柏、黄连；头晕、耳鸣甚者，加天麻、磁石；形寒肢冷、夜尿频者，加肉桂、附子。

【宜忌】服药期间，禁食辛辣肥甘寒凉之品，禁房事。

病例验证

用此方治疗遗精患者26例，全部获得治愈。

熟地柴胡汤

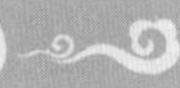

【处方组成】熟地黄、紫石英（先煎）各30克、红花、柴

胡、桃仁、赤芍、川芎、当归各9克，枳壳、桔梗、牛膝各5克。

【用法用量】每日1剂，水煎服。

【功效主治】疏肝益肾，活血化瘀。主治遗精、早泄、阳痿、不射精、睾丸肿块胀痛、阴囊萎缩等男科疾病。对专服补肾药，实其所实之久治不愈患者尤宜。

【加减】早泄或梦遗者，去紫石英、牛膝，加黄柏、知母各9克；阳痿者，加蛇床子、韭菜子各9克；不射精者，加炮山甲、王不留行各9克；睾丸胀痛者，加橘核6克，川楝子9克，小茴香6克；睾丸肿块者，加三棱、莪术、海藻、昆布各9克。

病例验证

于某，男，38岁。结婚8年不育，阴茎举而不坚，梦遗频发。多处求治，终无效果。头晕疲乏，口苦胸闷，心烦易怒，入夜多梦。舌红而紫，苔薄黄腻，脉沉弦。辨证为肝郁化火，与瘀交结经脉，肾经开阖失司。用此方加减：柴胡4.5克，盐水炒知母、黄柏、桃仁、红花、赤芍、当归各9克，桔梗、枳壳各4.5克，生地黄12克，川芎4.5克，生甘草4.5克。服药10剂，梦遗已止，心烦亦减，阴茎已能正常勃起。原方去黄柏、知母，加蛇床子、韭菜子各9克，服药3周，诸症悉平，妻子即怀孕。

菟丝子枸杞汤

【处方组成】菟丝子、生龙骨（先煎）、炙黄芪、金樱子、生牡蛎（先煎）、甘枸杞、刺猬皮各60克，覆盆子、沙苑子、鹿角胶、巴戟天、炒白术、酒杭芍、炒远志、野台参、白莲须、紫河车、山萸肉各30克，盔沉香、春砂仁（后下）、酒川芎、益智仁、广陈皮、肉桂各15克，山药500克。

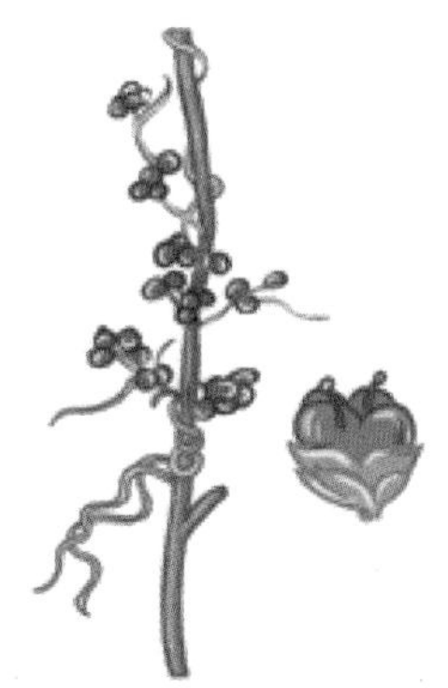

菟丝子

【用法用量】山药500克打糊，余药共研细末，搅匀，为小丸，每日早晚服10克。

【功效主治】补肾填精。主治遗精。症见遗精日久，头晕目眩，腰膝酸软，记忆衰退，体力虚弱。舌偏红，苔白，脉细弱。

病例验证

用此方治疗患者10余例，均获痊愈。

泽泻汤

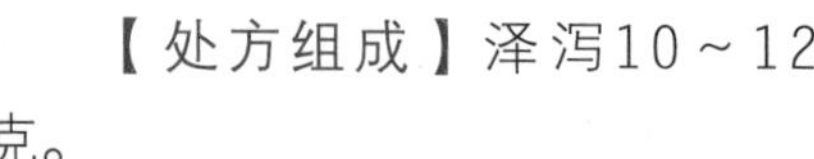

【处方组成】泽泻10～12克。

【用法用量】水煎服，早晚各服1剂。

【功效主治】因相火妄动而引起的遗精。

病例验证

用此方治疗因相火妄动而引起的遗精14例，均获治愈。

党参黄芪汤

【处方组成】党参、黄芪各40克，金樱子、覆盆子、锁阳、莲须、芡实、白蒺藜、枸杞子各20克，煅牡蛎、煅龙骨（先煎）各15克，川黄柏、知母、炙甘草各10克。

【用法用量】每日1剂，水煎服。10日为1个疗程。

【功效主治】遗精。

病例验证

用此方治疗遗精患者110例，其中1～3个疗程，痊愈98例，显效7例，无效5例。

五味子汤

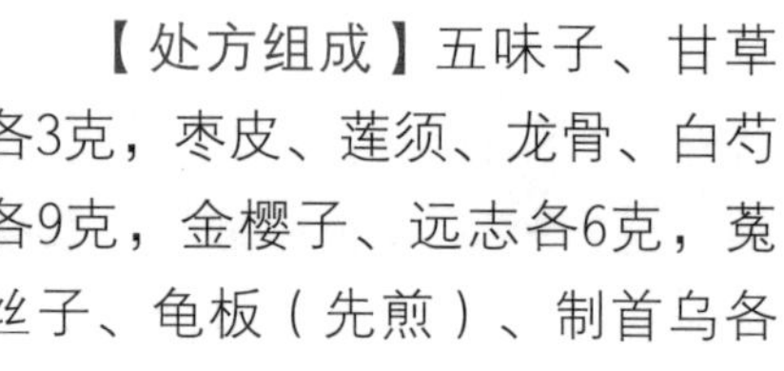

【处方组成】五味子、甘草各3克，枣皮、莲须、龙骨、白芍各9克，金樱子、远志各6克，菟丝子、龟板（先煎）、制首乌各12克，山药15克。

【用法用量】每日1剂，水煎服。

【功效主治】遗精。症见壮年早衰，遗精日久，性欲减退，肌肤瘦削，面色青黄，头痛眼花，耳聋烦躁，记忆力减退，甚至不能用脑，睡眠甚差，食欲不振，舌淡无苔，脉细弱无力。

病例验证

治疗4例，均获满意疗效。

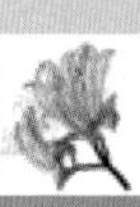

血精症

血精，是指肉眼观察所排泄精液呈鲜红色，或在显微镜下检查有大量红细胞成分，称为血精或精血。这是一种急性前列腺炎或精囊炎所致病症。与局部血管受损，血液外溢有关。中医学认为，精血乃肾虚所致，临床上发现凡肾阴不足、相火偏旺、湿热下注、血络受损、血热妄行等均可引起血精。治疗血精，中医除用药物辨证施治外，还需要节欲，以达到节欲养精的目的。否则会影响疗效，甚至会加重病情。

山药龙骨清热汤

【处方组成】山药30克，生龙骨(先煎)、藕节、旱莲草、生牡蛎（先煎）各15克，海螵蛸、茜草、阿胶(烊化)各10克，白头翁、生白芍各10克。

【用法用量】每日1剂，水煎，分2次服。

【功效主治】清热凉血，滋阴养血。主治血精症。症见精血鲜红，五心烦热，口干咽痛，胸脘闷，纳呆，小便黄赤，尿时阴茎疼痛，苔黄腻，脉濡数。

病例验证

用此方治疗血精症患者14例，服10～15剂痊愈8例，有效3例，好转3例。

女贞子凉血汤

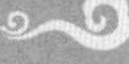

【处方组成】女贞子、旱莲草各15克，金银花、连翘、生地黄、白芍各12克，丹皮10克。

【用法用量】水煎，内服。10天为1个疗程。

【功效主治】清热凉血止血，滋阴补肾收涩。主治血精症。

病例验证

用此方治疗血精症12例，均获得满意疗效，有效率为100%。

生蒲黄散

【处方组成】生蒲黄（包煎）70克，滑石粉、炒栀子、当归、生地黄、木通、赤茯苓、生甘草各30克。

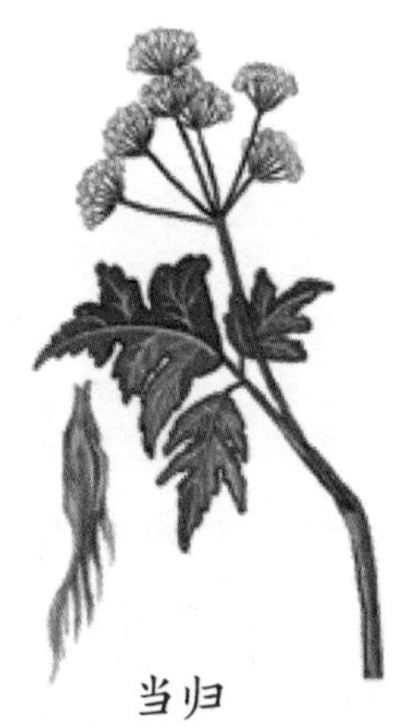
当归

【用法用量】上药共为细末，每次15克，水煎煮沸后连服之，每日3次。

【功效主治】湿热下注，热瘀互结所致的血精症。

【加减】若尿急尿频、尿意不尽等症缓解后，即去赤芍、当归、生地、赤茯苓、木通、甘草，仅用蒲黄、滑石粉、炒栀子3味，按原比例配制。服法同上。

【宜忌】服药期间禁忌房事；治愈之后亦当节制。

病例验证

用此方治疗血精症患者13例，均全部治愈(用药7～20天，尿急尿频、尿意不尽等症消失，尿液转清，精液清稀如常)。治愈率100%。

黄芪党参汤

【处方组成】黄芪、党参各30克，黄柏、生地黄、女贞子、旱莲草、蒲黄、龙骨（先煎）、海螵蛸、蒲公英各15克，枣皮、知母各10克。

【用法用量】水煎内服。

【功效主治】益气滋阴，清热利湿，凉血止血。主治血精症。

病例验证

用此方治疗血精症患者7例，均获较好疗效。

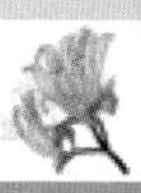

不育症

不育症是指夫妇同居两年左右，未采取任何避孕措施，确定女方无不孕因素，由男方的原因而不能使女方受孕，称为不育症。男子不育的发病原因很多，如性功能障碍、先天发育不良、精子异常、精液异常、精液输出障碍等。导致不育的精液异常又有无精子、少精子、死精子过多、精子活动力低下、精液不液化等。中医学认为，不育的病因病机为肾虚、血瘀、湿热、肝郁、血虚等所致。

熟地白术汁

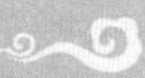

【处方组成】熟地、淫羊藿、韭菜子各30克，当归12克，炒杜仲、仙茅、巴戟天、肉苁蓉各10克，山萸肉、蛇床子、枸杞子、白术各15克，熟附子、肉桂各6克。

【用法用量】上药煎20～30分钟，取汁约250毫升，每日1剂，分3次服。20日为1疗程。

【功效主治】男性不育症。

【加减】体质虚弱者，加人参、黄芪，有条件者，加鹿茸；偏阴虚者，去肉桂、附子，加女贞子、何首乌；湿热瘀阻者，去附子、肉桂，加银花、蒲公英、败酱草、穿山甲。

病例验证

用此方治疗男性不育症患者28例，痊愈23例，有效3例，无效2例。

紫河车散

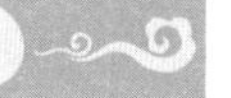

【处方组成】熟地、紫河车各20克，枸杞子、山药、山萸肉、菟丝子、杜仲、肉苁蓉各10克，巴戟天、蛇床子、五味子各6克，鹿茸3克。

【用法用量】各药单味研

末，混匀，收储备用。每次服5克，每日3次。

【功效主治】男子性功能不全，多属肾气不足所造成的肾阴、阳虚衰，或阳痿不举，或诸虚百损，或精少清薄，或遗精滑脱，或精液清冷等症。

【宜忌】火盛或湿热蕴结者禁用；生殖系统生理缺陷服之无效；服药期间禁房事。

病例验证

用此方治疗患者25例。其中痊愈(性功能正常，其妻已孕育者)11例，好转(性功能正常，其妻未孕者)5例，有效(性功能较前有改善者)3例，无效6例。

菟丝子汤

【处方组成】熟地黄、菟丝子各20克，淫羊藿、党参、天精子、山药各15克，仙茅12克，鹿角胶、紫河车各6克。

【用法用量】每日1剂，水煎服，早晚各1次。20日为1个疗程。

【功效主治】滋肾填精，补气健脾。主治不育症。

【加减】肾阴虚者，加女贞子、桑葚子；肾阳虚者，加制附子、肉苁蓉；气虚者，加黄芪；脾肾两虚，便溏泄泻者，加补骨脂、炒白术；睾丸坠痛者，加川楝子、荔枝核；精液有脓球者，加金银花、蒲公英；精液不液化者，加黄柏、知母、土茯苓，减鹿角胶、紫河车。

【宜忌】服药期间节房事，可安排在女方排卵期同床。

病例验证

用此方治疗患者83例，在治疗期间女方怀孕或精液化验正常而痊愈的共45例；精液常规检查好转或1～2项指标达到正常为有效的共33例；经治疗精液化验无好转即无效的共5例。治疗时间最短20天，最长70天。

乌梅党参汤

【处方组成】乌梅、干姜、桂枝、附片各9克，细辛3克，党参、当归各15克，黄柏10克，黄连6克。

【用法用量】水煎，内服。

【功效主治】温补肾阳，清热通络。主治不育症。

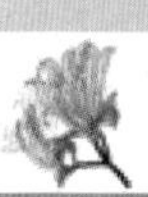

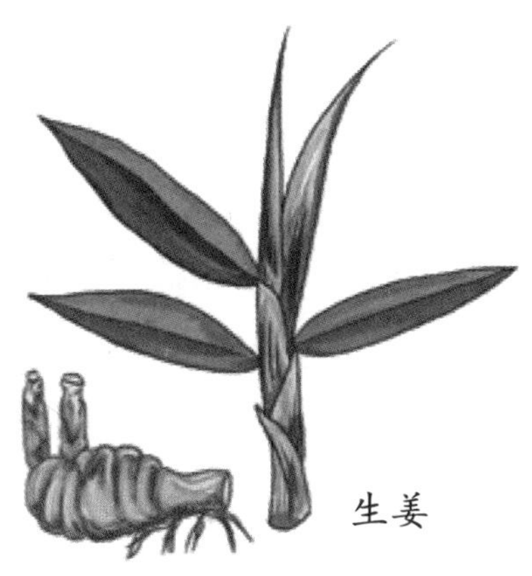

病例验证

用此方治疗不育症16例，取得满意疗效。李某，男，29岁。结婚5年未育，伴头昏耳鸣，腰膝酸软，心烦易怒，身困乏力，口苦咽干，手足不温，小腹冷痛。舌胖嫩红，苔薄黄，脉沉细尺弱。精液化验：精子活动率45%。证属寒热错杂。治以温补肾阳、清热通络。用此方加减，7剂后诸症减退。40余剂后精液正常，其妻同年受孕。

五味子汤

【处方组成】五味子、菟丝子、茯苓、黄柏各10克，车前子（包煎）、山药、熟地黄、金樱子各20克，枸杞子、蛇床子、党参、黄芪各15克，鲜石斛30克，山萸肉、肉苁蓉各12克，巴戟天6克，熟附子3克。

【用法用量】每日1剂，水煎服。1个月为1个疗程。另取五味子300克，焙干碾末，在第1疗程中与上方同时吞服，每次6克，每日2次，服完为止。第2疗程不需再服。

【功效主治】不育症。

【加减】伴阳痿、滑精、早泄者，加芡实、牡蛎；梦遗者，加远志、茯神；精液中有红细胞、白细胞、脓细胞者，加知母、丹皮。

病例验证

治疗18例不育症，痊愈(其妻怀孕)12例。

杜仲山药汤

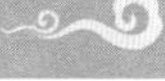

【处方组成】附子6克，山茱萸、枸杞子各15克，杜仲10克，肉桂4克，山药、熟地黄各20克，甘草1克。

【用法用量】每日1剂，水煎服。30日为1个疗程。

【功效主治】主治不育症。

【宜忌】禁烟酒、绿豆及辛辣刺激之品，节房事。

病例验证

用此方治疗不育症60例，痊愈46例，有效12例，无效2例，总有效率为96.67%。

枸杞红参丸

【处方组成】北枸杞、熟地黄、黄芪、五味子各80克，枣皮、鹿角胶各60克，红参40克，鹿茸10克，海狗肾、蛤蚧各1对。

【用法用量】上药共为细末，蜜为丸，梧桐子大。每日2次，每次服10克。

【功效主治】益气温阳，补肾填精。主治不育症，无精症。

病例验证

用本方治疗不育症患者14例，其中13例获得生育。

补肾育子汤

【处方组成】淫羊藿、阳起石各30克，菟丝子15克，熟地黄、鹿角胶、龟板（先煎）各18克，女贞子9克，山药12克，五味子10克。

【用法用量】每日1剂，水煎服。

【功效主治】温肾壮阳。主治不育症。

病例验证

用此方治疗不育症19例，经随访13例已生子，4例无生育能力，2例无效。

生姜羊肉

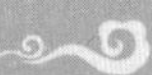

【处方组成】当归、生姜各30克，羊肉150克。

【用法用量】上药加精盐适量，加水适量煮至1500毫升，吃肉喝汤，每日2次。30日为1个疗程。

【功效主治】补肾活血，补血填精，除湿散寒。主治精液异常之男性不育症。

病例验证

用此方治疗男性不育症148例。治愈(精液正常，或女方受孕)90例，显效44例，无效14例，总有效率为90.5%。

附睾炎

附睾炎是常见的男性生殖系统疾病之一。有急性和慢性之分。急性附睾炎多继发于尿道、前列腺或精囊感染；慢性附睾炎常由急性期治疗不彻底而引起。本病中医属“阳痈”范围，临床表现多为突然发病，阴囊内疼痛、坠胀，并伴有发热、恶寒等全身感染症状，疼痛可放射至腹股沟、下腹部及会阴部。

大黄当归汤

【处方组成】大黄、当归、甘草梢各10克，桃仁15克，鸡内金、土茯苓、鸡血藤各30克。

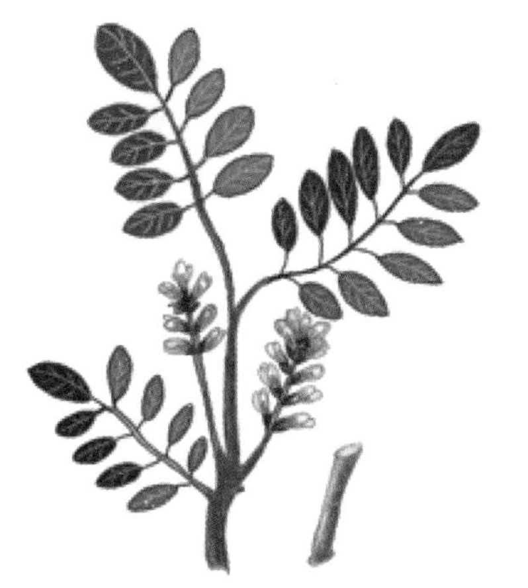

甘草

【用法用量】每日1剂，水煎，分2～3次服。7日为1个疗程。连续用药至症状消失。

【功效主治】急性附睾炎。

【加减】发热者，加苦参、赤小豆、龙胆草；痛甚者，加全蝎、小茴香；下坠感甚者，加炙升麻。

病例验证

用此方治疗附睾炎36例，用药2个疗程治愈21例，明显好转6例，好转8例，无效1例，总有效率为97.22%。

黄柏熟地清热汤

【处方组成】黄柏、熟地黄

各15克，知母、龟板各12克，猪脊髓(蒸熟兑服)1匙，金银花30克，荔枝核20克。

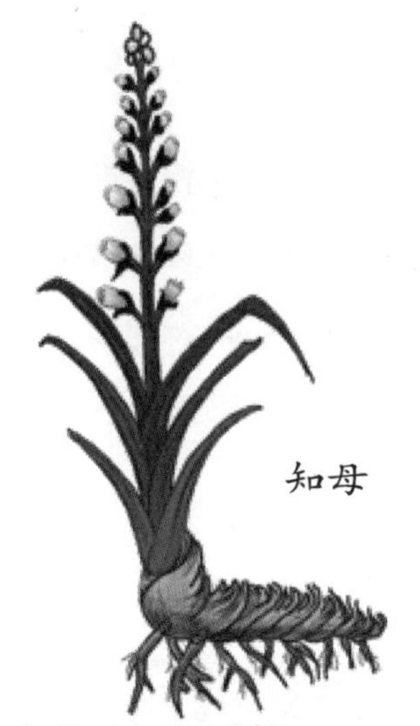

【用法用量】每日1剂，水煎，早晚分服。

【功效主治】滋阴清热解毒。主治附睾炎。

【加减】睾丸肿大而痛者，加玄参30克，海藻15克，丹皮5克；胀痛甚者，加橘核15克；微痛者，加赤芍12克，生甘草6克；小腹痛者，加川楝子、延胡索各6克；肿痛硬结者，加海藻15克，川楝子20克；发热者，加败酱草30克。

病例验证

用此方治疗患者13例，结果全部获得痊愈。

夏枯草川贝母合剂

【处方组成】夏枯草30克，川贝母、白芥子、枳实各15克，海藻、昆布、橘核、青皮各10克，附片、乌药各6克。

【用法用量】将上药加水煎3次后合并药液，分2～3次服，每日1剂。1周为1个疗程。

【功效主治】急性附睾炎。

病例验证

用此方治疗急性附睾炎患者146例，用药1～2个疗程治愈142例，显效4例，总有效率为100%。

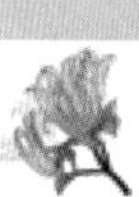

性欲低下症

性欲低下是指正常性交欲望衰退，甚至无性欲，而且阴茎也难以勃起的一种性功能障碍，常与阳痿并存。

知母黄柏汤

【处方组成】知母、黄柏、王不留行、石菖蒲各9克，肉桂(后下)3克，生地黄、熟地黄各12克，山药30克，淫羊藿、茯苓各15克，琥珀(吞服)1.2克，远志4.5克。

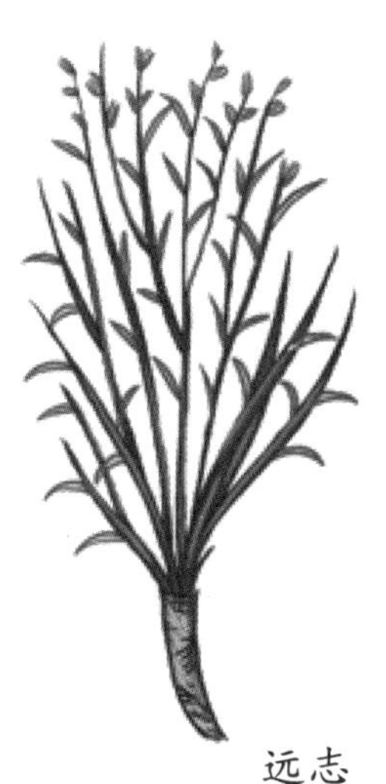

远志

【用法用量】每日1剂，水煎，早晚分服。

【功效主治】温肾壮阳，清降相火。主治性欲低下症。症见性欲冷淡，无性要求，阴部拘紧，畏寒怕冷，小便黄，舌质红，苔黄，脉沉细。

病例验证

用此方治疗肾阳不足、相火亢盛、性欲低下患者，有较好的效果。

人参柴胡汤

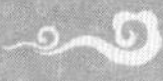

【处方组成】人参、焦白术、当归、白芍、杜仲、菟丝子、淫羊藿各15克，炙黄芪60克，升麻5克，柴胡10克，陈皮3克，炙甘草、红枣各6枚。

【用法用量】水煎，食前服。

【功效主治】精神不振，少气懒言，食欲不佳，腰膝酸软，性欲淡漠，性功能减退。

病例验证

用此方治疗性欲冷淡患者15例，均取得良好疗效。

鹿茸僵蚕胶囊

【处方组成】鹿茸、白僵蚕、制附子、柏仁各60克。

【用法用量】共研细末后，装入一号空心胶囊内，紫外线常规消毒备用。1日3次，每次5粒。黄酒或温开水送下。

【功效主治】性冷淡，阳痿，早泄及各种性功能障碍。

病例验证

用此方治疗性功能障碍患者66例，均获痊愈，有效率为100%。

香附合欢皮汤

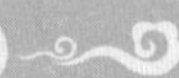

【处方组成】香附、合欢皮、娑罗子、路路通各9克，广郁金、焦白术、炒乌药、陈皮、炒枳壳各3克。

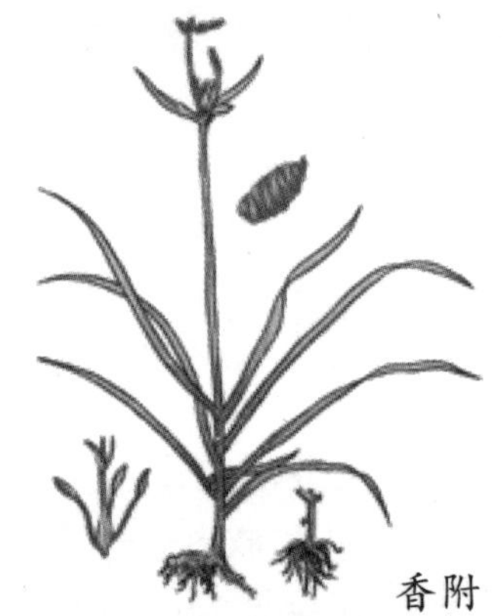

香附

【用法用量】每日1剂，水煎，早晚分服。

【功效主治】性欲低下症。证见情志抑郁、肝气不舒所致之性欲低下症。

病例验证

用此方治疗患者3例，均获满意疗效。

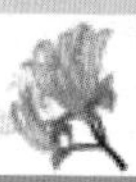

慢性前列腺炎

前列腺炎是男性生殖系统的常见疾病，分为特异性(结核性、淋病性)和非特异性两种，其临床表现大致相似，往往与精囊炎、附睾炎、后尿道炎同时并存。急性前列腺炎治疗不当，迁延日久可成慢性；慢性前列腺炎的急性发作，与急性前列腺炎的表现无异。其临床表现有会阴部不适或疼痛、尿频、有灼热感、小便夹精等。大致相当于中医的“淋病”“精浊”“白浊”等畴，其病因病机一般为思欲不遂或房事过度，相火妄动，湿热下注，与心、脾、肾等脏腑密切相关。

丹参泽兰汤

【处方组成】丹参、泽兰、乳香、赤芍、王不留行、川楝子各9克，桃仁6克，败酱草15克，蒲公英30克。

【用法用量】每日1剂，水煎，内服。1个月为1个疗程。

【功效主治】活血化瘀，清热解毒，化湿利浊。主治慢性前列腺炎。

病例验证

用此方治疗慢性前列腺炎患者70例，取得较好疗效。

黄柏知母活血汤

【处方组成】黄柏、知母、大黄各15克，牛膝20克，丹参30克，益母草50克。

【用法用量】每日1剂，水煎服。

【功效主治】清热活血。主治慢性前列腺炎。适用于湿热蕴滞型慢性前列腺炎。

【加减】可随症加减。一般服药3～6剂即见效，可持续服药2～4周后改服丸药(成分同基本方)。每丸含生药5克，每服1丸，每日2～3次，持续服药1～2个月。停药1～2个月后再服用。

病例验证

用此方治疗患者100例，治愈24例，显效20例，好转51例，无效5例，总有效率为95%。

黄柏乌梅补肾汤

【处方组成】黄柏、太子参、乌梅、白芍、金樱子、覆盆子、续断各10克，芡实、益智仁、枸杞子、牡蛎、桑寄生、甘草各15克，知母6克，菟丝子、茯苓、地龙、红花各12克。

【用法用量】水煎内服，1日1剂。7天为1个疗程。

【功效主治】补肾填精、清热利湿、活血化瘀。主治慢性前列腺炎。

病例验证

用此方治疗慢性前列腺炎50例，均获痊愈。

吴茱萸内服外敷

【处方组成】吴茱萸。

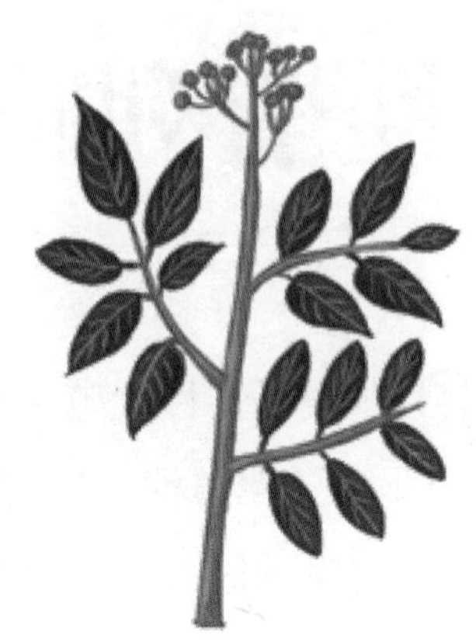

吴茱萸

【用法用量】用吴茱萸内服及外敷合用方法。外敷：吴茱萸60克，研末，用酒、醋各半，调制成糊状。外敷中极穴、会阴穴。胶布固定，每日1次。内服分两种情况：年老体弱，无明显热象者，每日用吴茱萸15～20克，加水100毫升煎至60毫升，日分2次服；体质强壮或有热象者，每日用吴茱萸10～12克，竹叶8克，加水100毫升，煎至90毫升，日分3次服。上方10日为1个疗程，一般1个疗程见效。

【功效主治】慢性前列腺炎。

病例验证

用此方治疗慢性前列腺炎患者46例，痊愈29例，显效10例，有效5例 ，无效2例，总有效率为95%。

第四章

妇产科验方

女性的生殖系统是一个养育生命的花园。然而，女性的生殖系统也会带给她们疾病和烦恼，那就是妇科病，如阴道炎、盆腔炎、子宫颈炎、宫颈糜烂、白带增多症、痛经、闭经、月经不调、子宫脱垂、缺乳等。妇科病的危害是很大的，除了影响身体健康，有些还会使女性无法怀孕生子，造成终身遗憾。本章精心挑选了一些治疗妇科病的验方，对症选用，在治疗妇科病的道路上定会为你提供一些帮助。

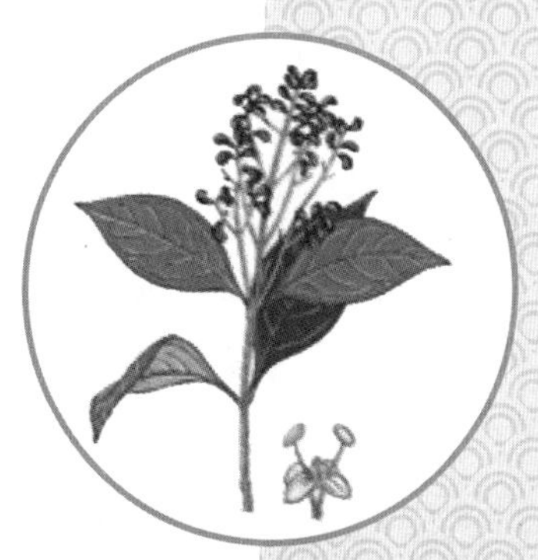

闭经

凡年龄超过18岁而未行经者，称为原发性闭经；月经初潮之后，正常绝经之前的任何时期，月经3个月不来潮者，称为继发性闭经。而妊娠期、哺乳期不在此例，此乃生理现象。病理性闭经又可分为假性闭经和真性闭经，假性闭经像处女膜、阴道、宫颈等有先天性粘连或闭锁，致使月经不能流出，形成假性闭经。真性闭经的原因很复杂，像全身性疾病——结核病、第二性征发育不良等，尚有子宫性闭经、卵巢性闭经、垂体性闭经、下丘脑性闭经等。所以在诊治闭经时必须周密考虑，仔细检查，对症下药，方不致误病。

闭经疏养汤

【处方组成】甘草、潞党参、当归、杭白芍、熟地黄各30克，炒白术、白茯苓、漏芦、鬼箭羽、路路通、茺蔚子、醋香附各10克，全蝎2克(研末分3次冲服)，蜈蚣1克，川芎、土鳖虫、水蛭、炮山甲各6克，茜草根15克。

【用法用量】隔日1剂，水煎3次，日分3次服。90剂为1个疗程。亦可制丸服。

【功效主治】益气养血，通络行瘀。治疗功能性闭经。

病例验证

王某，女，26岁。经停1年，经治未潮。患者从17岁初潮，始至不规则，逐渐如期而至，但未孕。1年前，因感冒咳嗽、咽痛、鼻衄、鼻衄，月经当期而未潮。2个月后，经3次尿妊娠试验均阴性。又两月，乃经某妇产科诊断性刮宫及子宫内膜活检，提示卵巢可排卵，宫腔大小形态正常。又以黄体酮、己烯雌酚注射口服试验为阳性，疑似丘脑下部或卵巢性闭经，并用中西药治疗，仍无月经来潮。现唯时感腰腿酸重、头昏、少寐、乏力，脉涩，苔薄白，舌淡红。诊为继发性闭经(功能性)。辨证：气血两虚，胞宫瘀滞。方用闭经疏养汤：潞党参、甘草、当归、杭白芍、熟地黄各30克，炒白术、白茯苓、漏芦、鬼箭羽、路路通、茺蔚子、醋香附各10克，川芎、炮山甲、土鳖虫、水蛭各6克，茜草根15克，全蝎2克(研末，分3次冲服)，蜈蚣1克，上方每隔日1剂，连服80余剂，又以本方制丸1料以善后。经近1年的治疗，1年后，月经已来潮，并趋正常。

通经汤

【处方组成】当归15克，益母草25克，黄芪12克，香附9克。

【用法用量】每日1剂，水煎服。

【功效主治】继发性闭经。

【加减】气血两虚者，加党参、阿胶；气滞血瘀者，加枳壳、川芎；寒湿凝滞者，加附子、茯苓、白术。

病例验证

治疗继发性闭经52例，结果：临床治愈(月经来潮，行经正常)41例，显效8例，无效3例，总有效率为94.1%。

柴胡山楂汤

【处方组成】柴胡、木香各10克，北山楂30克，红糖2茶匙为引。

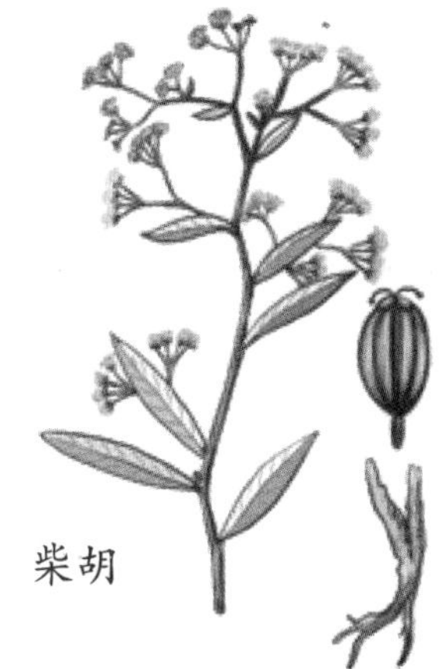

柴胡

【用法用量】每日1剂，水煎服。连服3~5日。

【功效主治】妇女闭经。

病例验证

用此方治疗闭经患者30例，治愈26例，好转2例，无效2例。

痛经

凡在经期前后或在行经期间发生腹痛或其他不适，以致影响生活和工作者称为痛经。痛经又分为原发性痛经和继发性痛经。原发性痛经指生殖器官无明显器质性病变的月经疼痛，又称功能性痛经，常发生在月经初潮或初潮后不久，多见于未婚或未孕妇女，往往生育后痛经缓解或消失；继发性痛经指生殖器官有器质性病变如子宫内膜异位症、盆腔炎和子宫黏膜下肌瘤等引起的月经疼痛。

当归泽兰液

【处方组成】全当归、川续断、杜仲、泽兰各15克，酒炒延胡索、柏子仁、香附、赤芍各12克，红花、桃仁、牛膝各6克，生甘草5克。

【用法用量】将上药水煎3次后合并药液，分早、中、晚3次温服(黄酒少量为引)。每日1剂。正值月经期，连服3～5剂为1个疗程。

【功效主治】痛经。

【加减】若月经先期疼痛者，加栀子、丹皮、枳壳各10克；若月经后期疼痛者，加乌药、小茴香、鸡血藤各10克；若疼痛先后不定者，加白芍30克、柴胡10克、田七5克；若月经量多者，加阿胶(烊化)15克，地榆炭、茜草各10克。

病例验证

用此方治疗痛经患者180例，经服药1～3个疗程后，其中治愈169例，好转8例，无效3例，总有效率为98.33%。

荞麦根汤

【处方组成】用全荞麦根50克(鲜品用70克)。

【用法用量】于月经来潮前日1剂水煎服，连服2日。两个月经周期为1个疗程。

【功效主治】痛经。

病例验证

用此方治疗痛经30例，近期治愈19例，好转9例，无效2例，总有效率为93%。对有效者随访6～12个月，复发者3例。

当归赤芍汤

【处方组成】当归、金铃子各10克，川黄芎、赤芍、大生地、炒五灵脂各12克，红藤30克，败酱草20克，炙乳香、炙没药各5克。

【用法用量】先将上药用清水浸泡30分钟，再煎煮30分钟，每剂煎2次。经行腹痛开始每日1剂，早晚各服1次。

【功效主治】清热消肿，化瘀止痛。主治痛经属热性者经行腹痛，往往于经行第一天腹痛甚剧，或见血块落下则痛减，舌质红，苔薄黄，脉弦或弦数。

【加减】症见膜性痛经，腹痛剧烈兼见呕吐者，加服辅助方：川黄连5克，川贝母粉10克，公丁香5克，肉桂3克，4味共研细末，分成5包，每日1包，分2次冲服，吐止即停服。平日可加服逍遥丸，每服6克，日服2次。

病例验证

杨某，女，29岁。痛经久而不愈，腹痛痛于脐下小腹部，来潮第一天腹痛甚剧，及至发现膜样脱落前又见一阵剧痛，继而血块落下则痛减，舌质红，脉弦，确诊为热性痛经。于经行前以上方服7剂，服用2个月后，痛经减轻。服用3个月后，痛经病愈。

丹参芍药汤

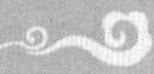

【处方组成】丹参、赤芍、乌药、香附、五灵脂、山楂、延胡索、木香、三棱、莪术各10克，吴茱萸3克，肉桂5克。

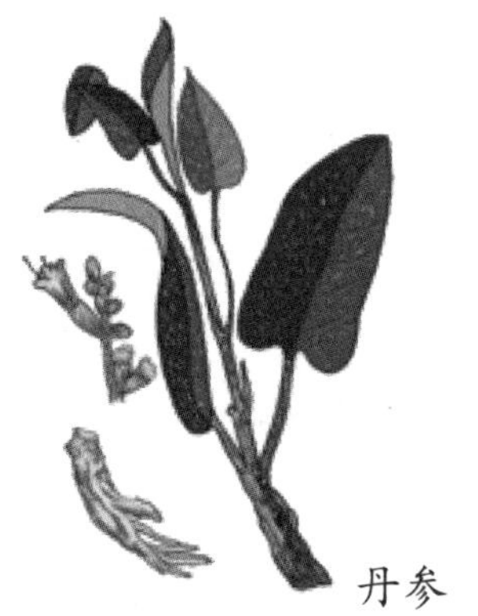

丹参

【用法用量】每日1剂，水煎，分2次服。

【功效主治】膜性痛经，证属寒凝胞宫，瘀阻不通，不通则痛。

病例验证

洪某，女，20岁，未婚。自15岁月经初潮起，每次行经小腹部呈持续性剧痛，甚则肢冷汗出，泛恶呕吐，小腹腰背凉感，喜按喜暖，经期准，经量多，色紫有血块或如烂肉样片状物排出(曾作病理切片诊断为大片内膜组织)，血块排出后痛减，血量亦渐减少，舌红有紫气，脉细弦。现月经将临，治当温经通络，活血化瘀。脱膜散加味主之，服上药7剂后月经来潮，量较前减少，腹痛明显好转未呕吐。以后每于经前服上方，连续3个月经周期，痛经告愈。

柴胡通经汤

【处方组成】柴胡、香附、陈皮、郁金各10克，当归、赤芍、乌药各12克，益母草、延胡索、丹参各15克，小茴香、甘草各6克。

【用法用量】每日1剂，水煎，早晚服下。于经前5天开始服药，6剂为1个疗程。连续服用3个月经周期。

【功效主治】痛经。

病例验证

王某，女，27岁。未婚，有痛经史8年，14岁月经初潮，每次月经来潮前小腹胀痛，时轻时重，剧痛时不能站立，卧床翻滚，冷汗淋漓，四肢厥冷，恶心呕吐，不欲进食，月经量或多或少，色紫黯，有血块，胸胁及两乳房作胀，烦躁，舌质紫黯，边有瘀点，苔薄白，脉沉弦。屡服西药治疗无效，现月经来潮，上症复现。辨证为气滞血瘀痛经，治宜活血化瘀，行气止痛，方用通经汤加蒲黄、五灵脂各9克，附子、艾叶各6克，橘核12克。服药3剂，诸症减轻。下次月经前守方服5剂，痊愈，诸症消失。经随访，至今未再复发。

倒经

妇女在行经前后1～2天内，出现周期性的吐血或鼻衄，名为经行吐衄。多数兼有月经量少或无月经，故又名“逆经”，属“代偿性月经”之一。

旱莲草白茅根汤

【处方组成】旱莲草12克，怀牛膝、焦山栀、淡子芩、焦楂炭、丹参各9克，柴胡3克，鲜生地黄24克，炒当归、炒赤芍各6克，白茅根15克。

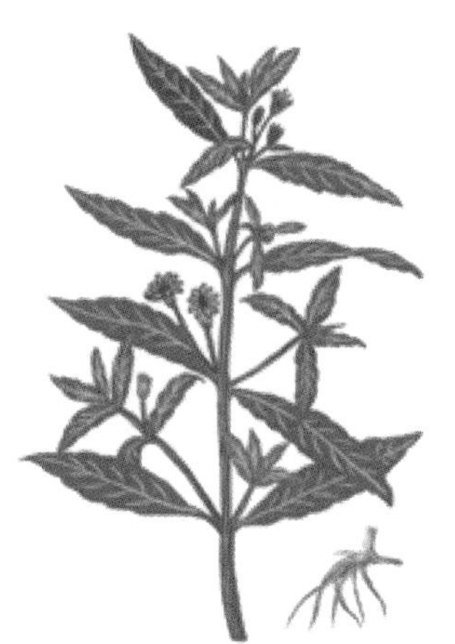

旱莲草

【用法用量】每日1剂，水煎，分2次服。

【功效主治】倒经。症见素有头晕，腰酸带下，闭经，性情急躁，易生气，舌苔薄黄，脉弦数。清肝泄热，引血下行之功。适用于肾虚肝热气逆，迫血妄行。

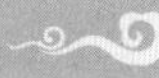

病例验证

用此方治疗倒经患者30例，经用药1～2剂后，均获得治愈。

鲜生地珍珠母汤

【处方组成】鲜生地、珍珠母(先煎)各30克，丹皮炭12克，焦山栀、荆芥炭、黄芩各6克，牛膝炭15克，生甘草3克。

【用法用量】将上药水煎，早、晚各服1次。于周期性吐衄前服完5剂。每日服1剂。如无效果，可于下个月周期性吐衄前再服5剂。

【功效主治】倒经。

病例验证

用此方治疗倒经患者13例，未婚9例，已婚4例，年龄均在35岁以内。13例中，服药5剂治愈者4例，10剂治愈者3例，15～20剂治愈者4例，无效2例。

当归珍珠母汤

【处方组成】全当归、代赭石（先煎）、珍珠母（先煎）各20克，生地黄、玄参、黄芪、川牛膝、茜草、赤芍、香附、白茅根、益母草各15克，黄芩、川黄连、红花、生甘草各6克。

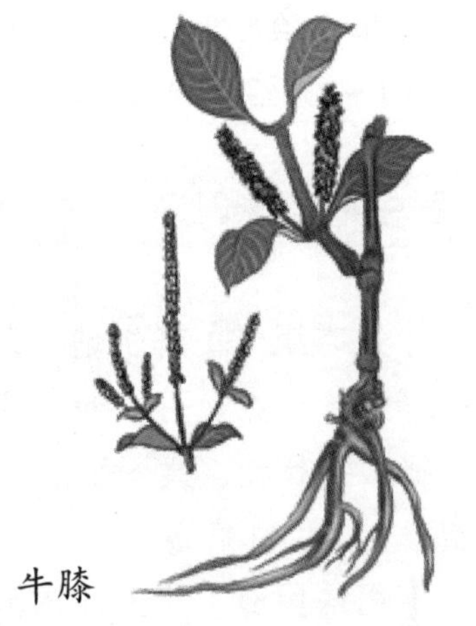
牛膝

【用法用量】在月经来潮前7天开始服药，每日1剂，水煎服。一般服药2个周期即可见效。

【功效主治】倒经。

病例验证

用此方治疗倒经患者60例，其中治愈58例，无效2例。服药1个周期痊愈25例，服药2个周期痊愈30例，服药3个周期痊愈3例。

当归党参汤

【处方组成】炒荆炭、生石膏（先煎）、炒子芩、当归、党参各10克，紫丹参、山栀、白茅花各6克，橘络、丹皮、白芍、牛膝各5克。

【用法用量】每日1剂，水煎，分2次服。

【功效主治】代偿性月经(倒经)。

病例验证

用此方治疗198例，痊愈127例，显效36例，有效21例，无效14例，总有效率为92.9%。

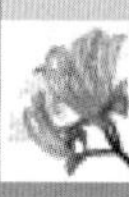

不孕症

在未避孕的情况下，夫妻同居1～3年而未怀孕者称为不孕症。上述期间从未怀孕者称为原发性不孕症，曾有妊娠史而又连续3年未孕者称为继发性不孕症。女性不孕症的原因有：排卵功能障碍，宫腔粘连，子宫内膜异位，子宫肌腺病，输卵管炎和免疫性不孕等。

补中益气汤

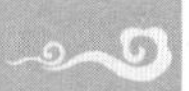

【处方组成】黄芪、党参、白术、茯苓、当归、枸杞、菟丝子各15克，乌药、陈皮各10克，甘草、升麻各6克。

【用法用量】每日1剂，水煎服。

【功效主治】滋补肝肾，益气生阳。主治不孕症。

【加减】经期腹泻者，去当归，加莲肉、炒砂仁、炒扁豆；单相体温者，加巴戟天、紫石英；经期长者，去当归，加海螵蛸、仙鹤草、旱莲草炭等。

病例验证

用本方加减治疗继发性不孕症32例。治疗2个月内受孕者20例，3个月内受孕者6例，半年内受孕者2例，治疗半年未受孕者4例。

温肾种子汤

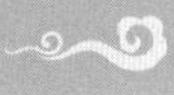

【处方组成】香附、当归、川芎、吴茱萸、乌药各9克，艾叶、续断、狗脊各12克，肉桂6克，黄芪、桑寄生、赤芍、熟地黄各15克，小茴香4克。

【用法用量】每日1剂，水煎，早晚各温服1次。

【功效主治】益肾暖宫，温经散寒。婚后不孕。月经后期，量少色淡，面色晦暗，精神萎靡，性欲淡漠，腹痛腿软，小腹冷痛，手足欠温，小便清长，大便不实，舌淡而苔白水滑，脉沉细或沉迟。

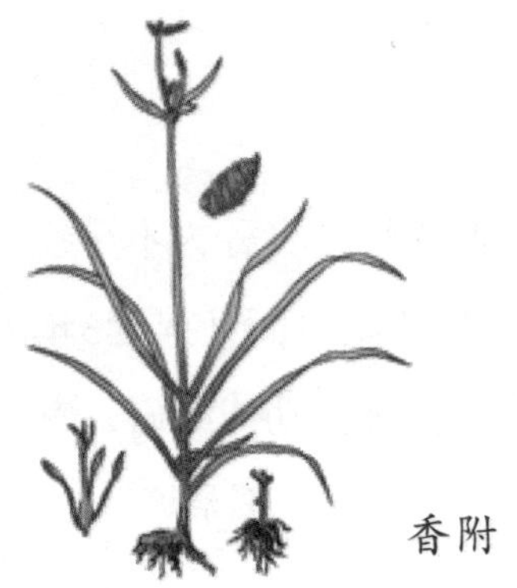

香附

病例验证

李某，30岁。结婚8年未孕，月经初潮17岁，周期50～60天，量少，色淡红或暗红，持续2～3天。小腹隐痛，腰膝酸痛，形寒肢冷，食纳欠佳，精神疲乏，小便清长，情欲淡薄，脉象细弱，舌质淡红，舌苔白薄。综上脉证，乃脾肾阳虚，气血不足，胞寒不孕。治以补益脾肾，温润添精。病理报告：月经期子宫内膜腺体分泌不良。输卵管通气术：通畅。爱人精液检查：属正常范围。妇检：外阴阴道正常，宫颈光滑，子宫前位，核桃大小，活动质地均正常，双侧附件无异常。处方：熟地黄15克，白芍12克，川芎6克，黄芪15克，党参、当归、枸杞、续断、巴戟天、香附、艾叶各9克，川椒4克，小茴香4克，服5剂。二诊：服药后精神好转，食欲增加，遂以上方为基础，酌情增填鹿角霜、肉桂、吴茱萸、紫河车等提高黄体水平，改善腺体分泌不良等症。连服5月余，月经对月，周期30天左右，量亦增多，诸症悉愈。10月顺产一男婴。

助孕汤

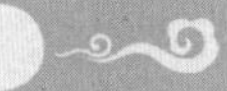

【处方组成】当归30克，生地黄、熟地黄各15克，赤芍、白芍、川芎、济阿胶(烊化)、泽兰叶、醋香附、陈艾叶各10克，茺蔚子15克，紫石英(先煎)20克，炮山甲6克。

【用法用量】每日1剂，水煎3次，分3次服。连服5～10剂后，改为每月经临期前1～2天或行经期，连服4～5剂，30剂为1个疗程。

【功效主治】行气活血，调经助孕。主治女性不孕症。

【加减】原发性不孕者，加肉苁蓉、巴戟天各10克，温肾益精，意在促使天癸之至；继发性不孕者，加红藤、败酱草各20克，增强清热解毒之功。

病例验证

吴某，女，28岁。婚后3年未孕，男女双方曾经检查，生殖均无异常，月经或前或后，量中等，色紫黯有小凝血块，临行经前小腹胀痛、腰酸，经净则腹痛减，夫妇性生活和谐。素有脘痛、嗳气、纳少等病史，胸胁无胀痛，唯月经来临，乳房微胀；脉涩，苔薄白，舌淡红。诊为原发性不孕症。证属肾虚肝郁，气滞血瘀。方用助孕汤：当归30克，川芎、赤白芍、济阿胶(烊化)、泽兰、醋香附、陈艾叶、肉苁蓉各10克，生熟地、茺蔚子各15克，炮山甲6克，紫石英(先煎)20克。上方连服10剂，暂停，每月经临前连服药5剂。先后3个月共服本方25剂，痛经已止，经水色质正常，渐趋如期而至。再续服15剂。时隔停药后4个月，闻已妊娠。

大熟地蛇床子汤

【处方组成】大熟地、杭白芍、女贞子、阳起石、紫石英(先煎)、桑寄生各15克，全当归、鹿角霜、淫羊藿各10克，蛇床子3克。

【用法用量】每日1剂，水煎服。

【功效主治】不孕症。

【加减】若气虚者，加党参、黄芪；痰湿者，加半夏、陈皮；气滞者，加香附、逍遥丸；血瘀者，加穿山甲、皂角刺。

病例验证

临床疗效34例中，结果疗效较好。

狗头散

【处方组成】全狗头骨1个。

【用法用量】将狗头骨砸成碎块，焙干或用砂炒干焦，研成细末。服药前测基础体温，有排卵的体温曲线呈双相型，即月经后3～7日开始服药。每晚临睡时服狗头散10克，黄酒、红糖为引，连服4日为1个疗程。未成孕者，下次月经过后再服。连用3个疗程而无效者，改用他法治疗。

【功效主治】不孕症。

【宜忌】忌食生冷。

病例验证

用本方治疗不能受孕者400例，其中服药1个疗程受孕者360例，服药2个疗程受孕者34例，3个疗程受孕者6例。

附件炎

附件炎是妇科常见病、多发病，临床分为急性和慢性两种。其病程一般较长，可有精神衰弱症状，抵抗力差，出现全身肢体疲倦乏力，头重纳差或低热难退等，亦有月经不调、闭经，下腹部坠胀、疼痛，腰骶部酸痛，劳累后加重，白带增多，月经不调或触摸到囊性肿物等临床症状。本病属中医“癥瘕”等范畴。

土茯苓败酱草汤

【处方组成】土茯苓、败酱草各30克，蒲公英20～30克，制乳香、没药各6～10克，丹参20克，当归12克，橘核9克。

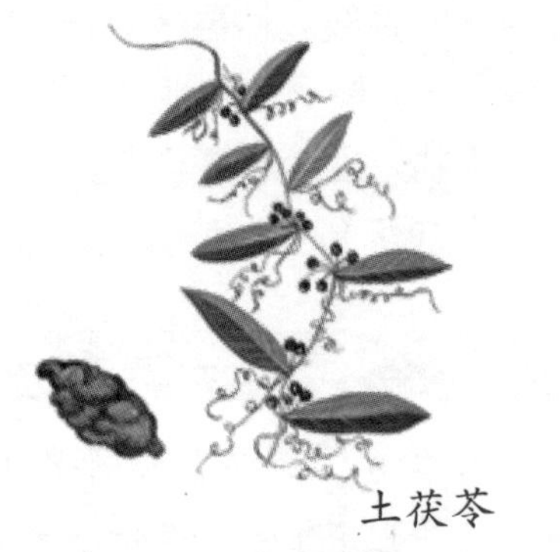
土茯苓

【用法用量】每日1剂，水煎服。

【功效主治】清热解毒，活血化瘀。主治附件炎。

【加减】腹痛较甚者，去丹参，加三棱、莪术各6克；肾虚者，加续断15克，桑寄生20克，菟丝子12克；脾虚者，加白术12克，山药15克；白带量多者，加芡实12克，白果6克；阳虚者，加附子6～9克，肉桂3克；月经期间去乳香、没药、丹参，加枸杞子15克，杜仲12克。

病例验证

用此方治疗24例，治愈10例，好转13例，无效1例。

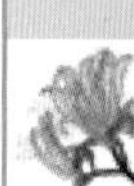

银花连翘汤

【处方组成】金银花、连翘、蒲公英、薏苡仁各20克，滑石（包煎）、丹皮、苍术、茯苓、车前子(包煎)、盐黄柏、甘草各15克，龙胆草10克。

【用法用量】每日1剂，水煎服。

【功效主治】附件炎。症见小腹疼痛，经期不调，或淋漓不断，或黄白带下，味腥臭等。

病例验证

用此方治疗患者43例，疗效较好。

鹿角霜汤

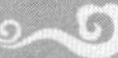

【处方组成】鹿角霜、补骨脂、桑螵蛸、锁阳、龙骨（先煎）、茯神、山萸肉、菟丝子各9克，砂仁末（后下）3克，熟地20克，煅牡蛎(先煎)30克，炒白芍6克。

【用法用量】每日1剂，水煎服。服半个月后可隔日1剂。

【功效主治】附件炎。症见带下绵延时多，清爽时少；月经来潮时周身筋骨疼痛，经净后则继以白带，有时恶寒，时有烘热；神疲力弱，食欲欠佳；舌淡，脉濡细。

病例验证

用此方治疗患者70例，治愈40例，好转25例，无效5例。

当归丹参汤

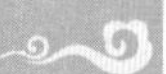

【处方组成】当归、丹参、橘核、炮甲珠各12克，海藻15克，茯苓、金银花、青皮、延胡索各9克，连翘10克，薏苡仁30克，川芎6克。

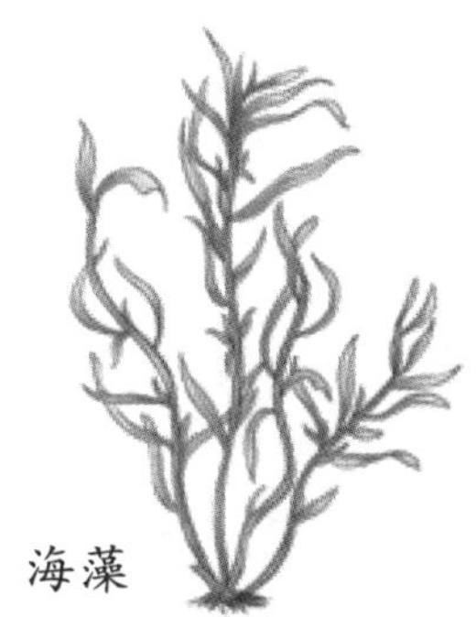
海藻

【用法用量】每日1剂，水煎服。

【功效主治】利湿，活血。主治慢性附件炎。

病例验证

治疗患者15例，治疗效果较好。

盆腔炎

盆腔炎是指女性盆腔器官组织发生的炎症性病变，一般以子宫内膜炎和输卵管炎为多见，又分为急性和慢性两种。临床研究表明，下腹部持续性疼痛和白带增多为其主要症状。在盆腔炎急性发作期常伴有发热、头痛、怕冷等症状，而慢性盆腔炎在发病期间常伴有腰酸、经期腹痛、经量过多等症状，若不及时治疗，可因输卵管闭锁而造成继发性不孕。

黄芩虎杖汁

【处方组成】黄芩、黄连、黄柏各15克，虎杖30克。

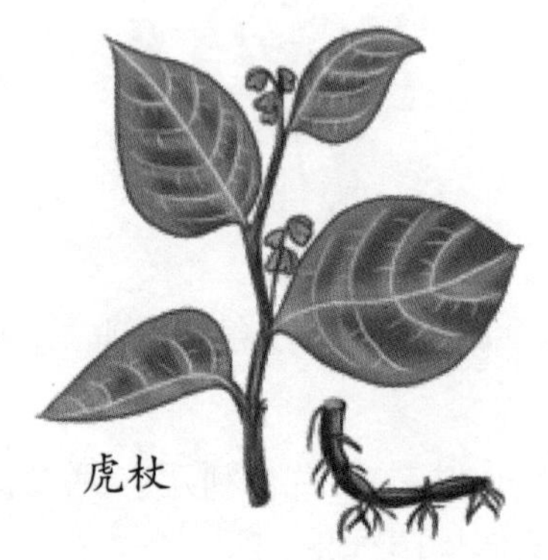

【用法用量】每日1剂，水煎浓缩至100毫升。行保留灌肠，10次为1个疗程，经期停用。

【功效主治】盆腔炎。

【加减】盆腔有肿块加丹参10克。

病例验证

治疗慢性盆腔炎128例，治愈95例，显效19例，进步9例，无效5例，总有效率为96.09%。

重楼地丁草汤

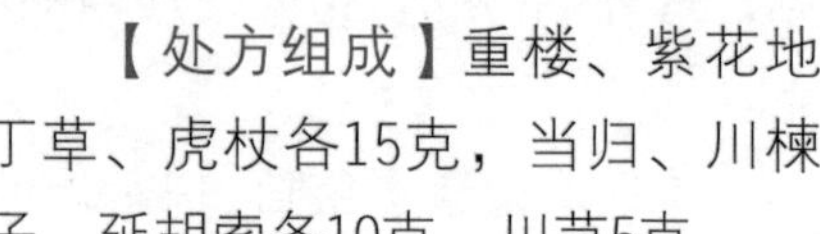

【处方组成】重楼、紫花地丁草、虎杖各15克，当归、川楝子、延胡索各10克，川芎5克。

【用法用量】每日1剂，水煎服，早晚分服。

【功效主治】清热解毒，活

血化瘀。主治盆腔炎。

【加减】热毒重者，加金银花、连翘、蒲公英；血热者，加丹皮；湿热者，加黄柏；湿重者，加车前子、萆薢；瘀滞者，加山楂、桃仁、败酱草；有包块者，加生鸡内金、昆布、枳实、三棱、莪术；胀痛者，加枳壳、香附；刺痛者，加乳香、没药、失笑散；小腹痛者，加橘核；腰痛者，加续断、桑寄生。

病例验证

用此方治疗盆腔炎患者45例，结果治愈21例，显效11例，好转13例。

黄芪党参汤

【处方组成】黄芪、党参、白术、山药、天花粉、知母、三棱、莪术、鸡内金。

【用法用量】每日1剂，水煎服。10日为1个疗程，观察3个疗程。

【功效主治】慢性盆腔炎。

病例验证

治疗慢性盆腔炎89例，治愈75例，好转11例，无效3例，总有效率为96.7%。

败酱夏枯草汤

【处方组成】败酱草、薏苡仁、夏枯草各30克，丹参20克，赤芍、延胡索各12克，木香10克。

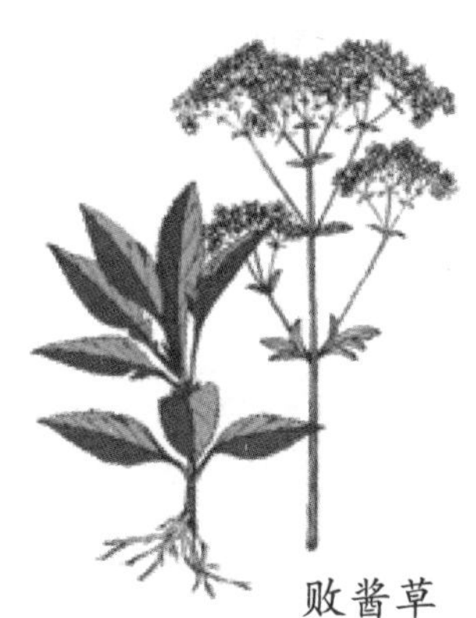

败酱草

【用法用量】以上药水煎为500毫升，每次服50毫升，每日服2次。

【功效主治】活血化瘀，清热利湿解毒。主治慢性盆腔炎。证见腰酸，腹痛下坠感，带下量多，色赤或黄，苔黄腻；或见痛经，舌质暗等。

病例验证

用此方治疗慢性盆腔炎患者30例，治疗效果较好。

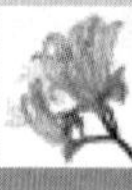

阴道炎

阴道炎是妇科最常见的疾病之一，由于致病的原因不同，临床上可分为滴虫性阴道炎、真菌性阴道炎、老年性阴道炎、病毒性阴道炎、阿米巴性阴道炎等。最常见的是滴虫性阴道炎和真菌性阴道炎。

蛇床子黄柏药液

【处方组成】蛇床子、百部、苦参、白鲜皮、鹤虱、蒲公英、地丁、黄柏各30克，川椒15克，枯矾10克。

【用法用量】将上药浓煎成500毫升药液作为阴道冲洗液，每日1次，每6次为1个疗程。

【功效主治】清热利湿，抗菌消炎。主治各类型阴道炎。

病例验证

于某，女，29岁。患者带下量多为凝乳状，外阴及阴道内奇痒难忍，曾治疗3月未取效。妇检：阴道黏膜重度红肿、充血、有白色片状薄膜黏附，状如鹅口疮，剥之易离，可露出糜烂基底，经涂片镜检，有念珠菌孢子，为真菌感染。证属任带损伤、湿热下注所致。用此方每日1次冲洗阴道，共治疗9次。复检痊愈。

五倍子石榴皮煎液

【处方组成】 五倍子、石榴皮、蛇床子、白鲜皮、黄柏各24克，枯矾6克。

【用法用量】 每日1剂，水煎。熏蒸、坐浴和冲洗外阴、阴道15分钟。每日2次，6天为1个疗程。

【功效主治】滴虫性阴道炎。

病例验证

用此方治疗滴虫性阴道炎患者48例，痊愈45例，好转3例。均治疗1～2个疗程。

苦参百部煎液

【处方组成】龙胆草、苦参各15克，百部、枯矾、黄柏、川椒各10克。

【用法用量】将上药水煎后，加入猪胆2个，趁热先熏后洗阴痒处。

【功效主治】滴虫性阴道炎。

病例验证

用此方治疗滴虫性阴道炎及真菌性阴道炎所致阴部奇痒、带下量多等症，均获良好功效。

金银花煎液

【处方组成】制苍术、金银花、白鲜皮、蛇床子、白芷各15克，黄柏、荆芥各10克。

【用法用量】每日1剂，水煎服。并用苦参30克，百部、蛇床子各15克，椒目、生甘草各10克，水煎取液，坐浴(或冲洗阴道)，每次10～15分钟，每日1～2次。均每日1剂，7日为1个疗程，疗程间隔2日。

【功效主治】滴虫性阴道炎。

病例验证

用此方治疗滴虫性阴道炎患者105例，3个疗程痊愈63例，好转39例，无效3例。

鬼针草药液

【处方组成】 新鲜鬼针草全草、茅莓全草各60克。

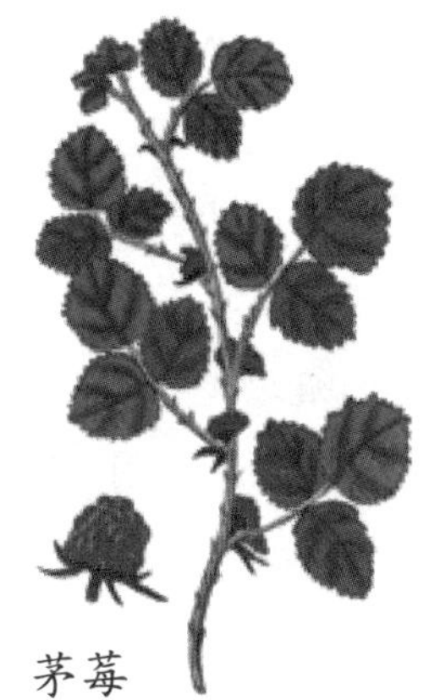
茅莓

【用法用量】 水煎出味，将药液倒在盆内，趁热熏后坐盆浸洗，边浸边洗净阴道分泌物。

【功效主治】 阴道炎。

【宜忌】 治疗期间勿使用他药，禁房事；内裤需煮沸消毒，勤换勤晒；月经期禁止用药；已婚夫妇同时治疗为好。

病例验证

治疗患者20例，其中真菌性

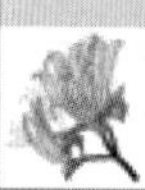

阴道炎7例，滴虫性阴道炎3例，外阴瘙痒、外阴炎10例，短则3天，多则10天，全部治愈。一般经1次用药，瘙痒症减，用药3次后，瘙痒全消。10天为1个疗程。对外阴炎疗效好，3天即见效，而真菌性和滴虫性阴道炎疗程较长，需1~2个疗程方可治愈。

于某，女，26岁。自诉2年来阴部、阴道奇痒，并有灼热感，经常流多量白色分泌物，气味腥臭，尿频，腰痛。曾在医院治疗多次，诊断为滴虫性阴道炎，虽有疗效，但常反复发作，乃求治于余。即介绍用鬼针草、茅莓浓煎，取汁先熏后洗，用药3次，不再瘙痒，坚持熏洗坐浴半个月，化验已找不到致病菌，至今无复发。

黄柏苦参煎液

【处方组成】蛇床子30克，黄柏、苦参各12克，雄黄、鹤虱各10克。

【用法用量】每日1剂，加水2500毫升煎取溶液2000毫升，分2次外洗。

【功效主治】清热燥湿，杀虫止痒。主治老年性阴道炎，滴虫性阴道炎，真菌性阴道炎，淋菌性阴道炎，外阴尖锐湿疣。

病例验证

用此方治疗阴痒患者120例，总有效率为95%。

野菊花药液

【处方组成】生百部、野菊花各15克，川黄柏、土槿皮各12克，韭菜20根。

【用法用量】水煎滤汤，熏洗坐浴，每日1次。

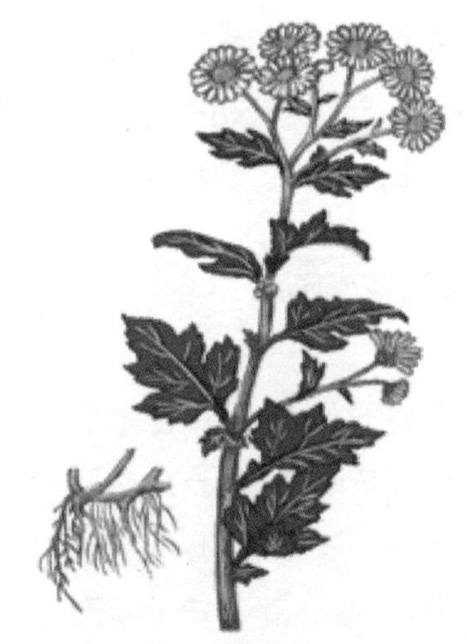

野菊花

【功效主治】滴虫性阴道炎。

病例验证

用此方治疗滴虫性阴道炎20例，治愈14例。一般患者用药2~3次即见效。

月经不调

月经不调是妇科常见的一种疾病，表现为月经周期紊乱，出血期延长或缩短，出血量增多或减少，甚至月经闭止。卵巢功能失调、全身性疾病或其他内分泌腺体疾病影响卵巢功能者，都可能诱发此病。此外，生殖器官的局部病变如子宫肌瘤、子宫颈癌、子宫内膜结核等也可表现为不规则阴道流血，应注意二者的区分。

地骨皮女贞子汤

【处方组成】生地炭24克，地骨皮、炒白芍、旱莲草、女贞子12克，槐米炭、仙鹤草、鹿衔草、荠菜各30克。

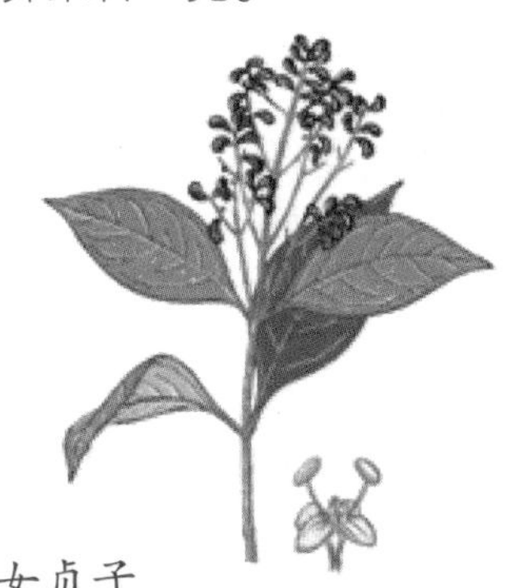

女贞子

【用法用量】每日1剂，水煎。于中期出血前2～3天开始服用，连用5～7剂。

【功效主治】养阴凉血止血。主治月经不调(中期出血)。

病例验证

于某，38岁。主诉月经中期有阴道出血，数天干净。平时口苦咽干，烦躁，烘热，腰酸。脉弦数，舌质红，苔薄。用此方正值月经中期前2～3天，又辅用苯丙酸诺龙25毫克，肌注。服药5剂，此次月经中期亦未出现阴道流血，诸症减轻。脉舌如前，继服上方而去荠菜、鹿衔草、仙鹤草，加丹皮9克，菟丝子12克，又服5剂。诉再没出现中期出血。

茜草丹参散

【处方组成】茜草、丹参、赤芍各12克，地鳖虫、大黄各6克，当归、桃仁、红花、干姜各3克。

【用法用量】共研为细末，每晚临睡前服4.5克。

【功效主治】消瘀止痛，生新排浊。主治月经不调。

病例验证

用此方治疗患者650例，不少久病之妇，服药后病获痊愈。

柴胡白芍汤

【处方组成】柴胡6克，白芍、女贞子、白茅根各12克，旱莲草、麦冬、地骨皮、香附、地榆各10克。

【用法用量】每日1剂，水煎服，每剂分2次服用，早饭前及晚饭后1小时各温服1次。

【功效主治】清热养阴，调气理血。主治月经先期、经量血多或非经期出血(少量)。

【加减】本方适宜因血热所致之月经先期、经量血多及轻微的非经期出血诸症。实热者，可酌加丹皮、青蒿、黄柏；虚热者，宜以地骨皮为主，配生地及阿胶等养血柔阴之品自可收功；郁热者，可以本方与丹栀逍遥散合参化裁治之。

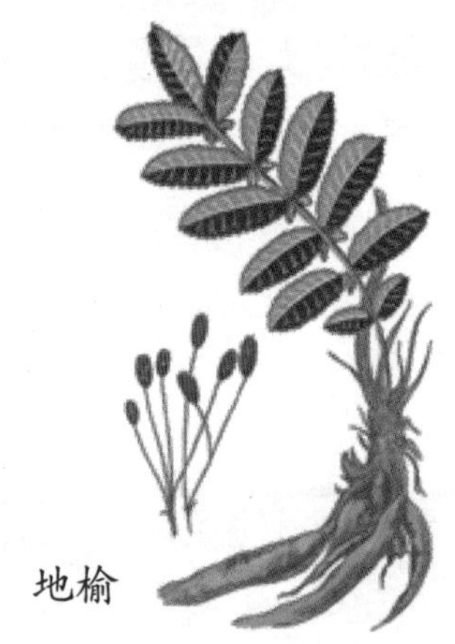

地榆

病例验证

刘某，29岁。月经先期，经量过多，每次月经用纸近四包，且经前两胁胀痛心烦，口苦干，素嗜辛辣，舌红，脉弦数。刮宫病理报告为子宫内膜增生。证属肝燥血热，月经先期，治当清热凉血，舒肝调经。治以上方为基础，加茜草10克，槐花20克，大蓟、小蓟各12克。服上方5剂后诸症悉平，遂嘱其早服加味逍遥丸，晚服六味地黄丸以调理两月余，痊愈未复发。

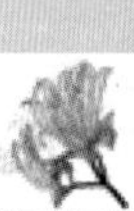

妊娠呕吐

妊娠呕吐是指妇女在受孕一个半月后出现的恶心、呕吐等症状。常伴有择食、食欲不振、头晕、倦怠等症状，甚者发生营养不良或严重酸中毒。本病的发生主要由于受孕之后，经气较盛，或脾虚生痰、情怀不畅、胃失和降等所致。发生恶心、呕吐多是清晨空腹时较重，但对生活和工作影响不大，不需特殊治疗，一般到3个月左右自然消失。如果反应较重，持续恶心，呕吐频繁，甚至不能进食，则称为妊娠剧吐。其发生原因尚不十分清楚，多见于精神过度紧张、神经系统不稳定的年轻初孕妇。有人认为这是大脑皮质与皮质下中枢功能失调，致使丘脑下自主神经功能紊乱，或脾阳素虚，痰湿偏盛，妊娠后冲气挟痰浊上逆而引起。因而冲气上逆、胃失和降是本病的基本病机，应随症治疗。

白术橘红汤

【处方组成】炒白术15克，橘红、当归、炒香附、厚朴、竹茹、白参、沙参、石斛、生姜各10克，甘草、砂仁（后下）各5克。

【用法用量】每日1剂，水煎服。

【功效主治】理气化痰，降逆止呕。主治妊娠呕吐。

病例验证

用此方治疗妊娠呕吐67例，服3～5剂痊愈61例，服6剂痊愈6例。

干姜党参汤

【处方组成】干姜、半夏各6克，党参10克。

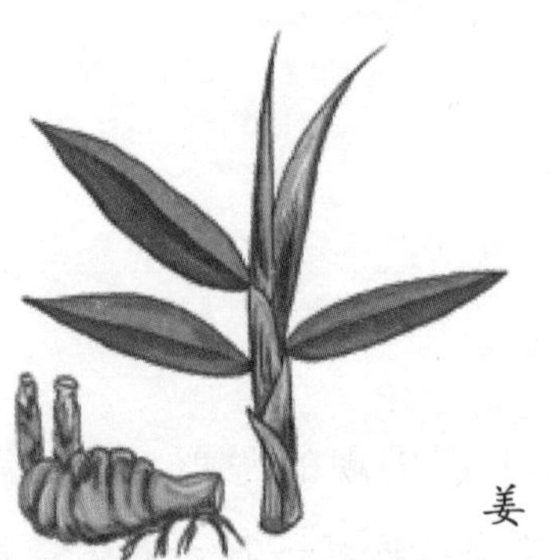
姜

【用法用量】每日1剂，水煎。服药时取生姜汁10滴于药中，频服。

【功效主治】妊娠呕吐。

病例验证

黄某，女，27岁。停经2月，食欲渐减，头昏，精神疲惫，晨起恶心呕吐，或吐痰涎，或吐宿食。自以为呕吐是妊娠反应，未服药。延时月余，渐至水饮不入，食入即吐，呕吐痰涎清水，故来就诊。诊脉虽细但滑象明显，面色苍白，形瘦肢冷，脘痞不舒，舌淡苔薄白而润。此脾胃虚寒、痰饮内阻、浊气上逆之象。用此方3剂，药后呕吐大减，能进少量稀粥。再按原方3剂，呕吐止，食欲增。

太子参远志汤

【处方组成】太子参、菟丝子9克，远志、梅肉、乌梅肉各3克，酸枣仁、山萸肉各6克，炒杜仲12克，砂仁1.5克，姜竹茹、麦冬各10克。

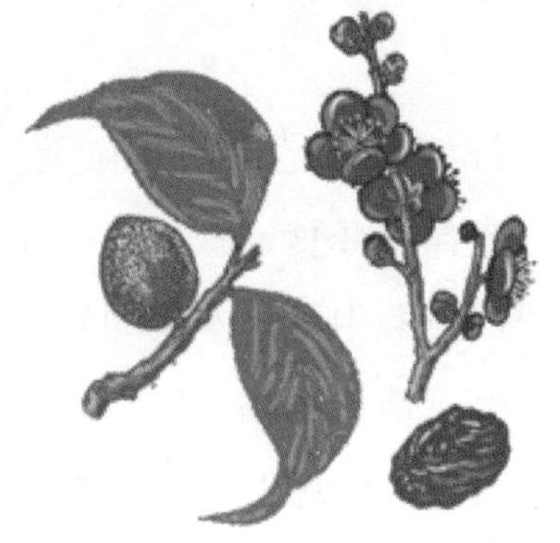
乌梅

【用法用量】每日1剂，水煎服。

【功效主治】益气养血，和胃降逆。主治妊娠呕吐。

病例验证

王某，女，24岁。妊娠2月余，呕吐较甚，饮食难进，吐出酸水或苦水，体弱，面色无华，口干，苔薄微黄，脉沉细滑。患者曾用过西药1周，毫无效果。用此方服药2剂后，呕吐即减轻，精神好转，唯有口干，舌质红，脉细滑数。于原方中去菟丝子、砂仁，加入炒黄芩、杭芍各10克，又进3剂，诸症皆除。

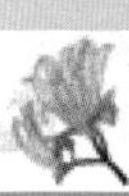

子宫脱垂

子宫脱垂是指子宫位置低于正常，轻者子宫颈仍在阴道内，重者子宫全部脱出阴道外的病症，主要原因是支托子宫的韧带、肌肉、筋膜松弛所致。产时宫口未开全而过早用力、产伤未及时修补、产后过早参加重劳动、老年性组织萎缩和长期腹腔压力增加(如慢性咳嗽等)，都能引起子宫脱垂。中医学认为，本病发生主要是由于中气不足或肾气亏损，冲任不固，带脉失约所致。此外，慢性咳嗽、便秘、年老体衰等，也易发生。临床根据子宫脱垂程度，分为三度。第Ⅰ度：子宫颈下垂到坐骨棘水平以下，但不超越阴道口。第Ⅱ度：子宫及部分子宫体脱出于阴道口外。第Ⅲ度：整个子宫体脱出于阴道口外。

白前山药汤

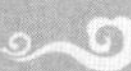

【处方组成】白前、土牛膝、山药、广木香、桔梗、沙参、天花粉各30克，铁菱角60克，山茄、土大黄各15克。

【用法用量】每日1剂，水煎服，连服至治愈。

【功效主治】子宫脱垂。

病例验证

用此方治疗子宫脱垂41例，近期治愈38例。

益母草枳壳汤

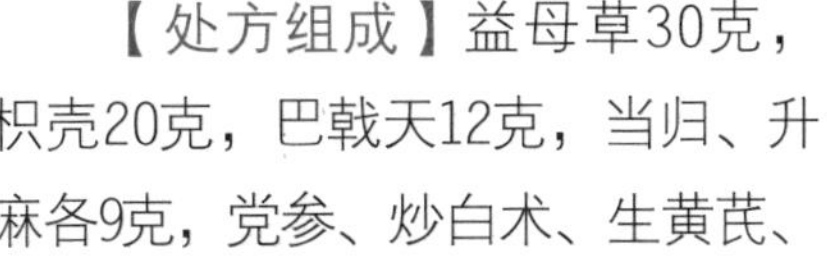

【处方组成】益母草30克，枳壳20克，巴戟天12克，当归、升麻各9克，党参、炒白术、生黄芪、炙黄精、炙龟板、大枣各15克。

【用法用量】每日1剂，水

煎，分2次服。

【功效主治】子宫脱垂。

病例验证

苏某，女，52岁。生育7胎，产后负重过力，致子宫脱垂已有18年之久，整个子宫体脱出阴道外，大如拳头，妇科诊为Ⅲ度子宫脱垂。经用本方加怀山药、芡实治疗，3个疗程后，子宫逐渐复位，随访半年未见复发。

升麻鸡蛋

【处方组成】升麻4克，鸡蛋1个。

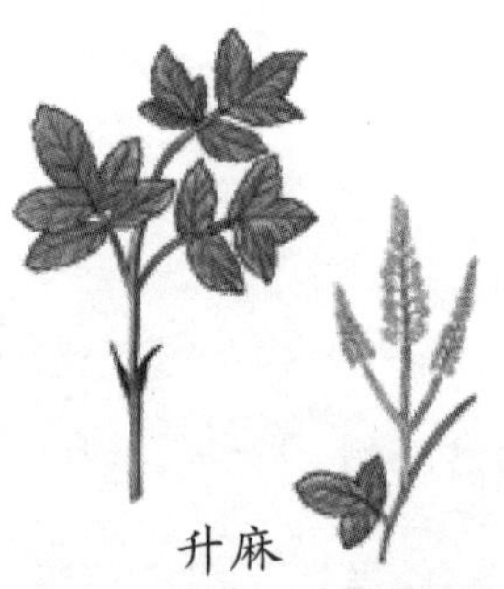
升麻

【用法用量】升麻研细末，鸡蛋钻小孔将药粉放入蛋内搅匀，封口蒸熟，早晚各服1个，10日为1个疗程，疗程间隔2日。

【功效主治】子宫脱垂。

【宜忌】服药期间忌重体力劳动及房事。

病例验证

治疗子宫脱垂120例(其中Ⅰ度脱垂63例，Ⅱ度51例，Ⅲ度6例)，经3个疗程，治愈104例，显效12例，无效4例。

白胡椒制附散

【处方组成】白胡椒、制附片、肉桂、党参各20克，细糖60克。

【用法用量】以上5味共研细末，加红糖，和匀分成30包，每日早晚空腹服1包，开水送下，服前先饮少量黄酒或1小杯白酒。15日为1个疗程。

【功效主治】升提固脱，温补脾肾。主治子宫脱垂。

【加减】对于病情重者，可兼用五倍子、椿白皮各100克，煎汤趁热熏洗，以加强收敛固脱之效。

【宜忌】服药期间忌食生冷，避免重劳。

病例验证

用此方治子宫脱垂73例，1个疗程后痊愈35例，经2～3个疗程治愈35例，总有效率为95.8%。

子宫肌瘤

子宫肌瘤是妇女常见肿瘤，大多为良性，极少恶变。主要临床表现为月经过多过频，经期延长，白带多等。本病属中医的“崩漏”“癥瘕”范畴。

丹参桃仁汤

【处方组成】丹参15～25克，桃仁10～15克，赤芍、橘核、山豆根各10～20克，三棱8～10克，山慈菇、桂枝、香附各6～12克，荔枝核15～20克。

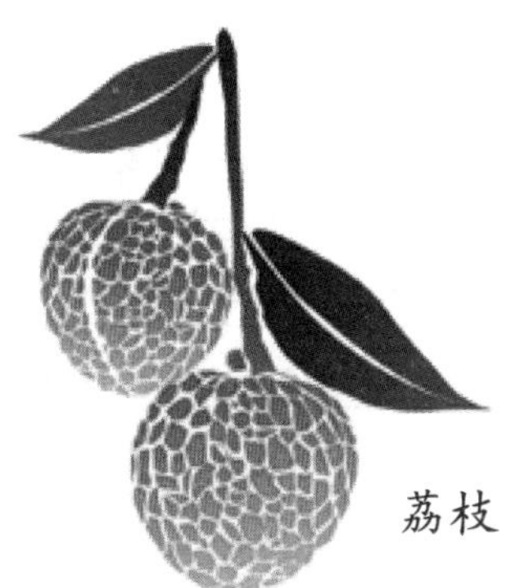
荔枝

【用法用量】每日1剂，水煎服。

【功效主治】理气活血，消肿散结。主治子宫肌瘤，卵巢囊肿。症见月经前期，量多，行经期延长，经前经期腰酸腹胀痛等。

党参白术汤

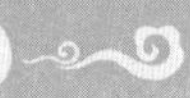

【处方组成】党参、三棱各30克，白术24克，牛膝、茯苓各15克，甘草9克，莪术60克。

【用法用量】每日1剂，水煎服。

【功效主治】益气健脾，祛瘀通络。主治子宫肌瘤。

病例验证

用此方共治疗子宫肌瘤患者(均经妇产科检查确诊者)13例，年龄在32～55岁之间，服药最多者为125剂，服药最少者为20剂，平均服药58.4剂。其中各种症状消失，达到临床治愈者10例，好转者1例，复发者1例，无效者1例。

桂枝乳香丸

【处方组成】桂枝、桃仁、赤芍、海藻、牡蛎、鳖甲各12克，茯苓、丹皮、当归尾各18克，红花75克，乳香、没药、三棱、莪术各60克。

【用法用量】共为细末，以蜜为丸。每丸重9克，每日服2～3次，每次服1～2丸。

【功效主治】子宫肌瘤。

病例验证

徐某，女，41岁。阴道出血淋漓不止，小腹坠痛。经某医院检查后诊断为子宫肌瘤，其子宫大如2个月妊娠。用上药，嘱其每次1丸，日服3次。持续用药1年，月经恢复正常，其子宫肌瘤已摸不到。

消瘤汤

【处方组成】炮山甲15克，三棱、莪术各12克，丹皮、桃仁、茯苓、赤芍各10克。

【用法用量】每日1剂，水煎服。

【功效主治】子宫肌瘤。

病例验证

治疗子宫肌瘤40例，治愈6例，显效12例，有效7例，无效15例。

桂枝茯苓丸

【处方组成】桂枝、茯苓、桃仁、丹皮、赤芍、鳖甲、卷柏、祈艾、青皮、续断、黄芪各10克，生牡蛎30克，黄柏6克。

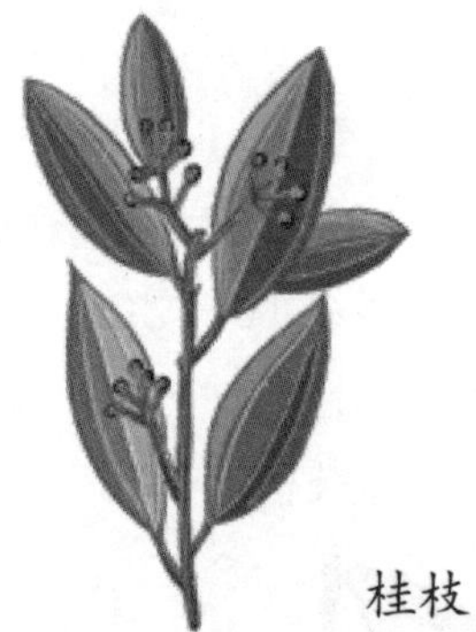
桂枝

【用法用量】共研细末，炼蜜为丸，每丸重10克。每日3次，每服1丸，连服至病愈。

【功效主治】子宫肌瘤。

病例验证

治疗子宫肌瘤60例，痊愈43例，显效11例，有效4例，控制2例。

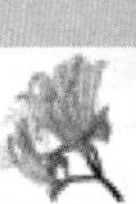

子宫颈炎

子宫颈炎是指妇女子宫颈发生的炎症性病变，可分为急性和慢性两种。急性子宫颈炎较为少见，但不及时治疗，就可能转变成慢性子宫颈炎。主要症状是患者子宫颈部红肿、疼痛、宫颈糜烂、宫颈肥大、子宫颈息肉、宫颈腺体囊肿、子宫颈管炎等。

土茯苓汤

【处方组成】土茯苓30克，鸡血藤、忍冬藤、薏苡仁各20克，丹参15克，车前草、益母草各10克，甘草6克。

【用法用量】每日1剂，水煎服。

【功效主治】清热利湿，解毒化瘀。主治子宫颈炎。

【加减】带下量多，色黄而稠秽如脓者，加马鞭草15克，鱼腥草、黄柏各10克；发口渴者，加野菊花15克，连翘10克；阴道肿胀辣痛者，加紫花地丁15克，败酱草20克；带下夹血丝者，加海螵蛸、茜草、大蓟各10克；阴道瘙痒者，加白鲜皮12克，苍耳子、苦参各10克；带下量多而无臭秽阴痒者，加蛇床子、槟榔各10克；带下色白，质稀如水者，减去忍冬藤、车前草，加补骨脂、桑螵蛸、白术各10克，扁豆花6克；每于性交则阴道胀疼出血者，加赤芍12克，地骨皮、丹皮各10克，田三七6克。凡湿瘀为患于下焦，以致胞宫和冲任损伤、带下绵绵不绝，色白黄而臭秽者，用之随症灵活加减，其效显著。

病例验证

用此方治疗患者10例，其中治愈8例，有效1例，总有效率为90%。

野牡丹叶煎剂

【处方组成】野牡丹干叶2000克。

【用法用量】多花野牡丹干叶加水过叶，煮沸30分钟，二煎仍加水过叶煮沸1小时，两煎混合浓缩成1000毫升，即成200％煎剂，分装备用。先用窥器扩张阴道，用消毒干棉球拭净宫颈黏液，再将浸透药液的棉球贴于宫颈糜烂面，每日1次。

【功效主治】慢性宫颈炎(宫颈糜烂)。

病例验证

治疗慢性宫颈炎(宫颈糜烂)300例，经3～12次治疗，痊愈298例，好转2例，总有效率为100％。

枯矾冰片粉

【处方组成】枯矾、儿茶、五倍子、白及、硇砂、冰片各等份。

【用法用量】上药碾粉，每5日上药1次，5次为1个疗程，经期停用。

【功效主治】解毒消肿，祛腐生肌。主治子宫颈糜烂，白带多，有接触性出血。

病例验证

用此方治疗宫颈糜烂69例，总有效率为84.50％。

红藤生地煎剂

【处方组成】红藤、生地、乌梅、石榴皮各30克，蒲公英、忍冬藤、生地榆各20克。

【用法用量】水煎至200～300毫升，徐徐灌注阴道20～30分钟，每日1～2次，5次为1个疗程。

【功效主治】慢性子宫颈炎(宫颈糜烂)。

【宜忌】经期停用，治疗期间禁止房事。

病例验证

治疗慢性宫颈炎(宫颈糜烂)42例，治愈35例，好转5例，无效2例，总有效率为95.3％。

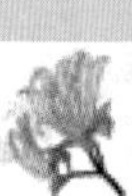

习惯性流产

习惯性流产，中医称滑胎，又叫堕胎、小产。是指连续3次以上的自然流产者。多因气虚、肾虚、血热、外伤等以致屡孕屡堕。

杜仲黄芪汤

【处方组成】杜仲、桑寄生、菟丝子、覆盆子、川续断、党参、炙黄芪各15克，杭白芍、阿胶(烊化)、陈皮各12克，生甘草6克。

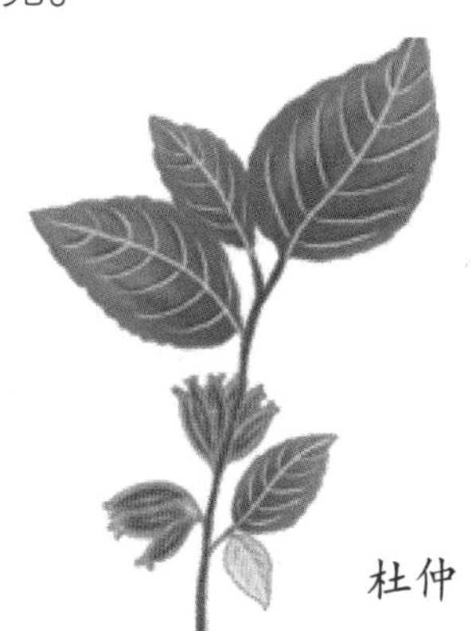
杜仲

【用法用量】每日1剂，水煎，分2～3次服。于上次流产期前1周开始服用，服至渡过流产危险期止。

【功效主治】习惯性流产。

【加减】若失眠者，加龙骨（先煎）、炒酸枣仁、远志各10克；若食欲减退者，加砂仁(后下)6克，鸡内金3克；若呕吐较重者，加姜半夏、竹茹、紫苏叶各6克；若大便秘结者，加白术、制首乌、肉苁蓉各10克。

病例验证

用此方治疗习惯性流产患者80例，其中正常分娩者78例，自然流产者2例。

地黄杜仲散

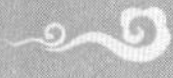

【处方组成】熟地黄、鹿茸、菟丝子、巴戟天各20克，人参、枸杞子各15克，续断、杜仲各10克。

【用法用量】每日1剂，水煎服。

【功效主治】滋补肝肾，安胎止崩。主治习惯性流产。

【加减】如兼有脾气虚弱者，加升麻、柴胡各12克，黄芪15克，砂仁（后下）6克，紫苏梗9克，陈皮6克；兼有胃阴不足者，加生地黄20克，石斛15克，黄芩12克，黄连9克，乌梅、竹茹各12克，半夏6克，沙参12克；兼有胞脉受损者，加阿胶(烊化)12克，血余炭15克，棕榈炭、艾叶炭各10克。

病例验证

治疗滑胎103例，妊娠到足月分娩者102例，占99.03%；妊娠4个月自然流产者1例，占0.97%。

补肾安胎汤

【处方组成】炙黄芪、益智仁各15克，炒杜仲、补骨脂、菟丝子各12克，续断、狗脊各20克，阿胶（烊化）10克，黑艾叶9克。

【用法用量】每日1剂，水煎服，连服7～10剂。自觉症状改善后，改为每周服药2剂，至妊娠6个月后停药。

【功效主治】习惯性流产。

病例验证

治疗习惯流产30例，均足月顺产。

地黄杜仲汤

【处方组成】熟地黄、鹿茸、菟丝子、巴戟天各20克，人参、枸杞各15克，杜仲、续断各10克。

【用法用量】每日1剂，水煎服，早晚分服。

【功效主治】补肾助阳，安胎止崩。主治滑胎。

【加减】兼脾气虚弱者，加黄芪15克，升麻、柴胡各12克，苏梗9克，砂仁（后下）、陈皮各6克；兼胃阴不足者，加生地20克，石斛15克，黄芩、乌梅、竹茹、沙参各12克，黄连9克，半夏6克；兼胞脉受损者，加血余炭15克，阿胶12克，棕榈炭、艾叶炭各10克。

病例验证

治疗滑胎103例，妊娠到正常预期分娩者102例，占99.03%，妊娠4个月自然流产者1例。

女阴瘙痒症

女阴瘙痒症是指女性外生殖器局限性瘙痒持久不愈的一种皮肤神经功能障碍性疾病。病因不明，可能与神经内分泌功能失调、精神因素，或进食辛辣刺激食物，以及冷、热、摩擦等局部刺激有关。临床表现主要为局限性女阴内外阴阵发性作痒，热水洗烫或搔抓时尤甚。始发瘙痒，无任何皮肤病损，搔抓后可生痂皮、条状抓痕、搓破、渗液或色素沉着。但非因老年性、季节性或某些疾病(糖尿病、黄疸病、血液病)引起，亦非真菌、蛲虫、痔疮、白带等所致。

蛇床子苦参药液

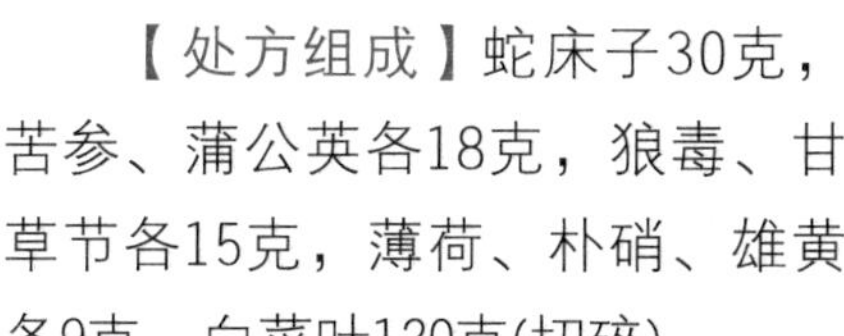

【处方组成】蛇床子30克，苦参、蒲公英各18克，狼毒、甘草节各15克，薄荷、朴硝、雄黄各9克，白菜叶120克(切碎)。

【用法用量】水煎，去渣熏洗，每日1剂，分2次洗。

【功效主治】清热燥湿，托疮止痒。主治阴痒。

病例验证

用此方治疗患者51例，治疗效果较好。

蛇床子熏洗液

【处方组成】蛇床子、败酱草、白鲜皮、苦参各30克，百部、防风、透骨草、花椒各20克，冰片4克。

【用法用量】将前8味中药水煎，约得药液2000毫升，加入冰片搅拌，趁热熏外阴15分钟，待药液稍凉后洗涤患处。每日1剂，早、晚各1次。

【功效主治】女阴瘙痒症。

【加减】若外阴溃烂者，加白矾40克；若外阴部疼痛者，加白芷15克。

病例验证

用此方治疗女阴瘙痒症患者136例。经用药5～10剂后，其中治愈128例，显效4例，有效2例，无效2例。

地肤子止痒液

【处方组成】地肤子、黄柏各20克，紫花地丁、白鲜皮各30克，白矾10克。

【用法用量】水煎，温洗患处，早晚各1次。

【功效主治】外阴瘙痒。

病例验证

用此方治疗外阴瘙痒患者34例，一般3~6次即可获得痊愈。

樗树皮药液 

【处方组成】樗树皮100克，白矾60克，食醋250毫升。

【用法用量】先将樗树皮水煎20～30分钟，滤去药渣，加白矾、食醋，再煮沸2～3分钟。趁热熏洗、坐浴，1日2次。

【功效主治】外阴瘙痒症。

病例验证

用此方治疗外阴瘙痒症25例，一般熏洗2～3次即愈。

龙胆草薄荷药液 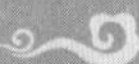

【处方组成】龙胆草50克，雄黄、生薏苡仁、苦参各25克，蛇床子、白鲜皮、薄荷各30克，川黄柏、全当归、益母草、蝉衣、茯苓各20克。

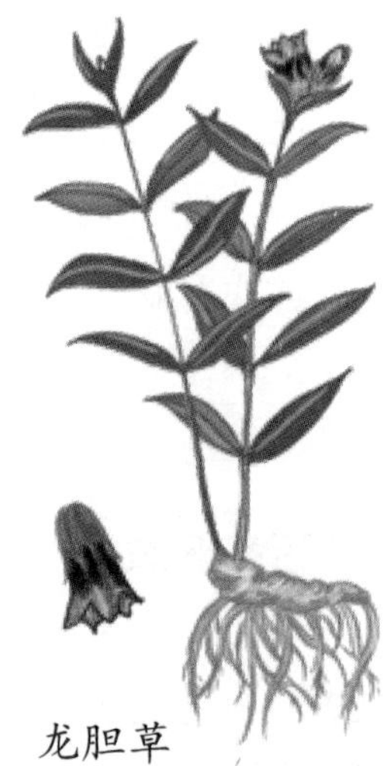

龙胆草

【用法用量】将上药用纱布包煎，加水至3000毫升，煮沸后先作热熏，待温度适当时坐浴，每日1剂，早、晚各洗1次。1周为1个疗程。

【功效主治】女阴瘙痒症。

病例验证

用此方治疗女阴瘙痒症患者75例，经用药1～2个疗程后，其中治愈70例，显效3例，有效2例，总有效率为100%。

功能性子宫出血

功能性子宫出血简称“功血”，系指无周身性疾病(如出血性疾病，心血管病，肝、肾疾病等)及生殖器官器质性病变(如子宫内膜息肉、子宫肌瘤、绒毛膜上皮癌、不全流产等)，而是由于神经内分泌系统功能障碍所引起的子宫异常出血。“功血”多见于更年期，约占50%，而育龄期约占30%，青春期约占20%。“功血”又可分为无排卵型和排卵型两类。无排卵型“功血”可见于子宫内膜增生或萎缩。排卵型“功血”可见于黄体不健及黄体萎缩不全。

紫草青蒿汤

【处方组成】紫草、乌贼骨、棕榈炭、阿胶(烊化)各20克，生地黄、青蒿、地骨皮各15克。

【用法用量】每日1剂，水煎服。

【功效主治】血热崩漏，血色鲜红，量多无块者。

病例验证

用此方治疗“功血”100例，其中血热型32例，治愈31例；阴虚血热型48例，治愈45例。本方立意以收涩止血为主，配以清热凉血止血，若体虚有瘀者，不宜用，以免由于收涩反而造成瘀血内停。

椿皮白术散

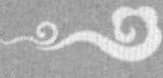

【处方组成】椿皮40克，白术、炒山栀、棕榈炭、地榆炭各25克，侧柏叶20克。

【用法用量】每日1剂，水煎，分3次服。

【功效主治】凉血活血，补气健脾。主治功能失调性子宫出血。

【加减】气虚不摄者，加人

参、黄芪；血热妄行者，加黄芩、地骨皮；肝气郁结者，加柴胡；肾虚不固者，加杜仲、枸杞子。

病例验证

用此方治疗患者122例中，显效67例，好转36例，无效19例。

阿胶当归汤

【处方组成】阿胶（烊化）、当归各30克，红花、冬瓜子、仙鹤草各12克。

【用法用量】每日1剂，水煎，分2次服，服至痊愈为止。

【功效主治】功能性子宫出血。

病例验证

用此方治疗功能性子宫出血、月经过多症患者28例，一般服用3剂则血止。

菟丝子枸杞汤

【处方组成】菟丝子30克，枸杞子15克，生地黄、白芍、当归各10克，川芎、红花各3克。

【用法用量】每日1剂，水煎，餐后服。出血期并用妇贴灵(含女贞子、炒五灵脂各15克，研末)3克，加食醋、姜汁各1毫升，调糊，贴敷于关元穴，每日换药1次。于出血期前8日开始，用口服药至出血期后8日，均1个月为1个疗程。

【功效主治】功能性子宫出血。

【加减】出血期加仙鹤草30克。

病例验证

用此方治疗功能性子宫出血各30例，痊愈24例，显效5例，无效1例。

益气固肾汤

【处方组成】黄芪60克，旱莲草30克，炒荆芥10克，升麻6克。

【用法用量】每日1剂，水煎服。

【功效主治】功能性子宫出血。

病例验证

治疗“功血”214例，治愈(半年未复发)194例，占90.7%，好转20例，占9.3%，总有效率为100%。

第五章

五官科验方

健康不仅需要有健康的里子，还需要有光鲜的面子，一张端正的脸往往给人以美的享受，但如果患了五官科疾病，如口臭、牙痛、牙周病、咽喉炎、沙眼、青光眼、老年性白内障等，不仅会使你的美丽大打折扣，同时也会使你的身体承受痛苦折磨。本章为你精心挑选了一些治疗五官科疾病的验方，对症选用，会助你耳聪目明，口齿清新，远离牙痛、鼻炎等疾病。

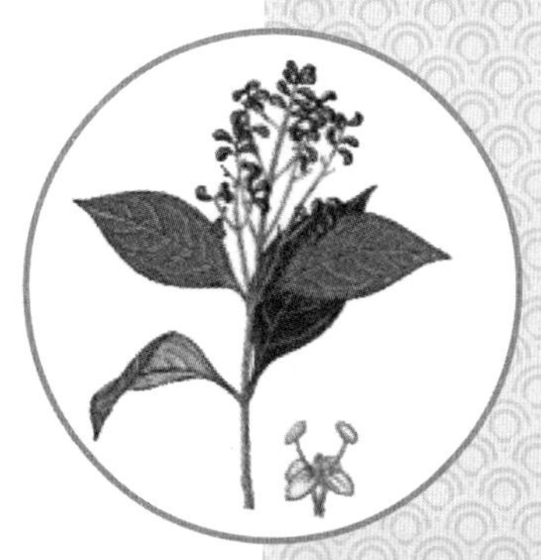

沙眼

沙眼是由沙眼衣原体感染所引起的一种慢性传染性眼病。临床主要表现为眼睑结膜粗糙不平，形似沙粒，有发痒、流泪、怕光、疼痛、分泌物多、异物感等症状，后期可并发他病而影响视力，甚至失明。中医称本病为“椒疮”，基本病机为风湿热邪侵及眼睑，导致睑结膜血络瘀滞。

明目汤

【处方组成】生赤芍、玄参、白鲜皮各9克，广陈皮、淡竹叶各4.5克，生地黄12克，甘草3克。

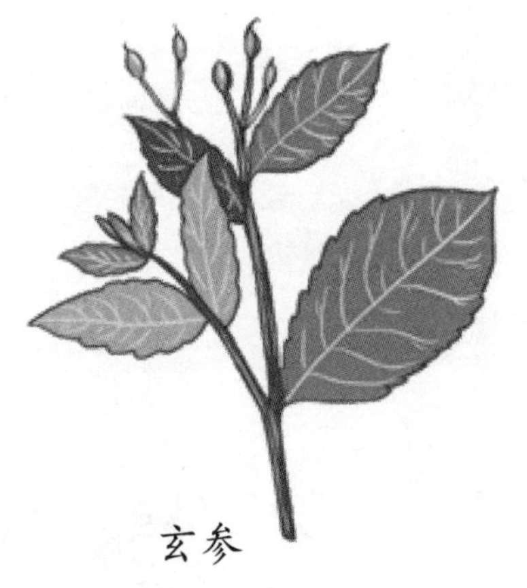
玄参

【用法用量】每日1剂，水煎服。

【功效主治】清脾凉血。主治脾胃湿热所引起的沙眼、眼丹、针眼等症。

【加减】风盛者，加荆芥、防风；热盛者，加黄连、山栀子；湿盛者，加苍术、黄柏；瘀甚者，加红花、大黄。

病例验证

孙某，女，39岁。两眼分泌物多，痒，流泪不适，结膜充血，两眼睑结膜血管模糊粗糙，角膜上方血管呈帘状进入角膜缘。舌红绛，苔薄，脉数，诊断为两眼椒疮赤膜(沙眼并感染)。证属血热瘀结，瘀于肉轮。予以本方内服，外滴抗生素眼药水而愈。

九制止泪散

【处方组成】制甘石、蕤仁霜各9克，海螵蛸、制月石、珍珠各3克，地力粉15克，青鱼胆4个，梅片7.5克，麝香0.45克。

【用法用量】海螵蛸用童尿浸7天，清水漂净，晒干去皮壳研粉。青鱼胆取出后晾干，不可见火，见火则失效。鱼胆越陈越好，点眼不痛。以上各药细研。用时点眼，每日3次，每次似粟米粒大小，点眼后闭眼数分钟。

【功效主治】通窍止泪，清热明目。主治沙眼、慢性结膜炎、泪腺分泌过多之流泪或迎风流泪等症。

病例验证

用此方治疗沙眼患者30例，结果治愈19例，好转10例，无效1例，总有效率为96.7%。

苦瓜霜

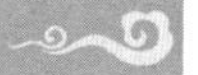

【处方组成】苦瓜1个(大而熟的)，芒硝15克。

【用法用量】将苦瓜去子留瓤，装入芒硝，悬于通风处，数日后瓜外透霜，刮取备用。每用少许点眼，早、晚各点1次。

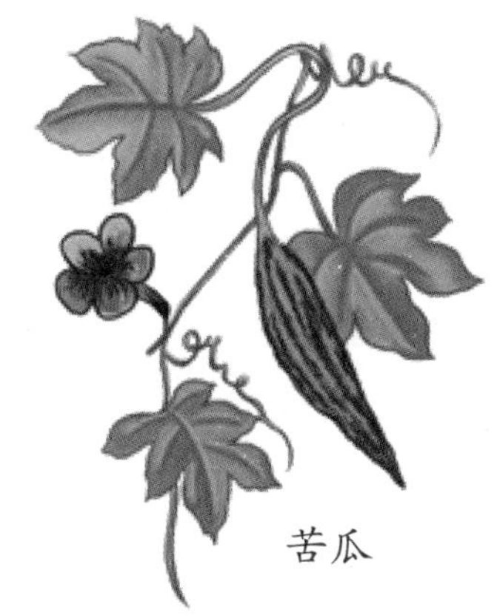
苦瓜

【功效主治】沙眼。

病例验证

用此方治疗沙眼12例，结果治愈8例，好转3例，无效1例。

瓜元汤

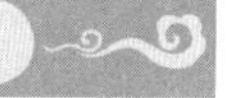

【处方组成】西瓜霜30克，霜桑叶、玄明粉各15克。

【用法用量】用2碗清水煎，水过滤澄清即成。制成药汁放入面盆中，然后将头俯面盆上趁热先熏5～10分钟，趁温再洗3～5分钟。

【功效主治】祛风清热。主治沙眼。

病例验证

用此方治疗沙眼患者11例，治愈7例，好转3例，无效1例。

咽炎

咽部炎症(简称咽炎)有急性和慢性之分。急性咽炎是发于咽部的急性炎症。本病常为上呼吸道感染的一部分，多由急性鼻炎向下蔓延所致，也有开始即发生于咽者。临床主要表现为咽部红、肿、热、痛，吞咽困难，可伴有全身症状。中医称本病为“急喉痹”或“风热喉痹”，基本病机为风热毒邪侵袭，内犯肺胃，外邪引动肺胃火热上蒸咽喉。慢性咽炎是咽部黏膜的一种慢性炎症，多因屡发急性咽炎治疗不彻底而转为慢性，其次是烟酒过度、嗜食刺激性食物、常接触污浊空气、鼻塞而需张口呼吸等，均可诱发本病。主要为咽部不适感，如灼热感、痒感、干燥感或异物感，咽部常有黏性分泌物，不易咳出，早晨刷牙常引起反射性恶心欲吐。中医称本病为“慢喉痹”或“虚炎喉痹”，基本病机为肺肾阴虚，虚火上炎，灼伤咽喉。

利咽清毒饮

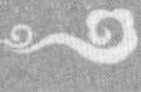

【处方组成】金银花40克，板蓝根、大青叶、紫花地丁、蒲公英各25克，青连翘、败酱草各20克，栀子、大玄参各15克，黄芩、桔梗、生甘草各10克。

【用法用量】金银花、板蓝根、大青叶均另包，后下轻煎。余药加水，煎2次，每次煮沸30分钟，然后滤出药汁，二煎混合一起备用。1日3～4次空腹温服。

【功效主治】急性咽炎、烂喉痧、猩红热。

【加减】表热不除者，加霜桑叶、薄荷、白菊花，以加重辛凉解表之力；如往来寒热，周身酸痛者，加柴胡、葛根、白薇，以解肌清热；如热甚邪犯营血，肌表发赤紫斑者，加生地黄、牡丹皮、乌犀角、南紫草，并重用玄参，以凉血清营，解毒透疹。

病例验证

张某，男，20岁。突然发热，恶寒战栗，咽喉肿痛发赤，皮肤发粟粒样赤疹，渐渐融合成片，遍及周身，咽喉肿痛加剧，逐渐糜烂成脓。投以利咽清毒饮加南紫草15克，服3剂身热已去，咽痛尽消，疹色已无可察，病告痊愈。

麝香消肿散

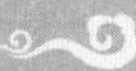

【处方组成】硼砂、赤石脂各20克，朱砂、儿茶、血竭各3克，荸荠粉10克，麝香1.5克，冰片、薄荷霜各1克。

【用法用量】先将前5味药研成细面，再加入后4味药，共研极细面，分装瓶内，封固备用。用时，取药粉适量，用喷粉器吹撒患处，日3次。或用药粉6克，生蜜100克，调匀涂布患处，日3次。

【功效主治】急性咽炎。

病例验证

冯某，男，25岁。患急性咽炎，服用和注射抗生素3天无效。咽部疼痛，吞咽食物疼痛加重。检查：咽喉部黏膜红肿。用本方吹咽喉3天，诸症消失。

二根玄参汤

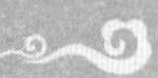

【处方组成】板蓝根30克，玄参12克，山豆根、麦冬、桔梗、甘草各10克。

【用法用量】每日1剂，水泡30分钟，再煎30分钟，每剂煎2次，2次煎出的药液混合分3次服。

【功效主治】慢性咽炎。

【加减】如咽部红肿痛较甚，属急性期者，加鱼腥草10克，金银花15克，丹皮6克，以加重清热解毒、凉血消肿之力；咳甚者，加川贝母10克，以润肺化痰止咳。

病例验证

刘某，男，30岁。咽痛常作，1月发1～2次，某医院诊为慢性咽炎。自觉咽中似有物，咳之不出，咽之不下，咳出黏痰量少，有时干咳，咽部微痛，声

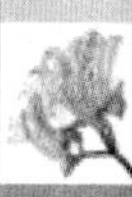

哑，舌苔薄黄少津，脉平。经检查：咽红。予二根玄参汤加川贝母10克，服4剂后，咽干、咽痛及咳明显减轻，咽中异物感未消失，续服此方近2个月，症状消失。

金银菊花汤

【处方组成】板蓝根30克，金果榄、金银花、野菊花、玄参、胖大海各18克，诃子12克，咸竹蜂、蟋蟀各4只。

【用法用量】每日1剂，水煎服。

【功效主治】清热解毒，宣肺利咽。用治热邪壅肺、气机失宣型急性化脓性咽炎。

病例验证

李某，女，30岁。患者半个月前开始发热，体温达40℃，咽喉肿痛，声音嘶哑，咳嗽痰黄，经西医诊断为急性化脓性咽炎。服抗生素等药后，体温渐降，咽痛减轻，但仍低热，体温37.8℃。声音嘶哑，说话难听清，咽喉充血，扁桃体肿大，声带充血水肿，口干欲饮，小便短黄，大便秘结。舌质红，苔微黄，脉滑数。血液化验：白细胞9×10^{9}/升，中性粒细胞79%，淋巴细胞21%。辨证为热邪壅肺，气机失宣。治以清热解毒，宣肺利咽。方用金银菊花汤3剂水煎服。药后咽痛减轻，声音嘶哑随之好转，舌红，苔薄白。肺气得宣。谨守原法，续服上方2剂，药后诸症皆消失，语音恢复正常，咽痛亦好。

野蔷薇根汤

【处方组成】鲜蔷薇根100克。

【用法用量】洗净泥土，劈成块，煎汁频饮，2小时内服完头次煎汁。

【功效主治】急性咽喉炎，牙龈炎。

病例验证

李某，男，52岁，农民。中午进餐时，感咽间作痛不利，以为劳累所致，休息可愈。至下午4时已不能吞饮食。挖鲜蔷薇根块约90克，洗净煎水予服。开始仅能缓缓含入，渐至可成口而饮。晚煎第2煎，顿饮约300毫升。翌晨病愈。

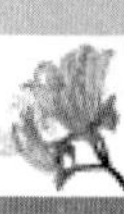

鼻炎

鼻炎包括急性鼻炎和慢性鼻炎。急性鼻炎是常见的鼻腔黏膜急性感染性炎症，往往为上呼吸道感染的一部分。临床主要表现为鼻塞、流涕伴有嗅觉减退，闭塞性鼻音。中医称之为“伤风鼻塞”，基本病机为风寒或风热之邪上犯鼻窍，宣降失常，清窍不利。慢性鼻炎是一种常见的鼻腔和黏膜下层的慢性炎症。通常包括慢性单纯性鼻炎和慢性肥厚性鼻炎，后者多由前者发展而来。本病的发病原因很多，但主要是由急性鼻炎反复发作或治疗不彻底转化而来。长期吸入污染的空气，如水泥、烟草、煤炭、面粉等也是致病原因。另外，许多全身慢性疾病，如贫血、糖尿病、风湿病等以及慢性便秘均可引起鼻腔血管长期瘀血或反射性充血而致病。慢性鼻炎，以鼻寒、嗅觉失灵为特征。单纯性鼻炎，白天活动时鼻塞减轻，而夜间、静坐时鼻塞加重。侧卧时，居下侧之鼻腔阻塞，上侧鼻腔通气良好，当卧向另侧后，鼻塞又出现于另侧鼻腔。鼻涕呈黏液性，常伴头痛、头昏、嗅觉减退等。肥厚性鼻炎多为持续性鼻塞，鼻涕呈黏液性或黏液脓性，可出现耳鸣、听力减退、头痛、失眠、精神萎靡等。

苍芷辛栀液

【处方组成】苍耳子(砸裂)、白芷、辛夷、栀子、冰片各30克，薄荷霜3克，芝麻油250毫升，液状石蜡500毫升。

【用法用量】将前4味药同时放入芝麻油内，浸泡24小时，然后加热炸药，待药呈褐色时熄火去渣，下冰片、薄荷霜、石蜡油，搅匀，冷却，过滤。分10毫升滴瓶内备用。仰头滴鼻，每次1~2滴，每日2~3次。

【功效主治】伤风鼻塞，鼻窒。

病例验证

徐某，女，35岁。双鼻交替性鼻塞，嗅觉失灵6年余。经检查：见鼻黏膜淡红肿胀，下鼻甲肥大，用滴鼻乐1周，鼻塞明显好转，续滴1周，鼻黏膜红润复常。随访3个月无复发。

苍耳地龙饮

【处方组成】苍耳子、川芎9~12克，地龙、白芷各10~15克，辛夷、薄荷各6~12克，丝瓜藤10~20克。

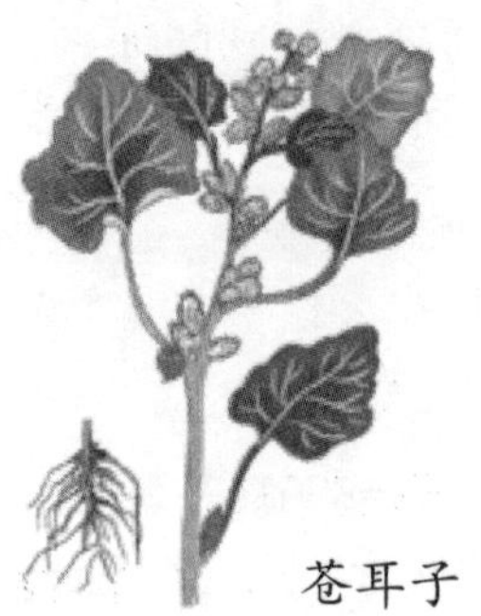
苍耳子

【用法用量】每日1剂，将上药(除辛夷、薄荷外)用水浸泡30分钟后，下辛夷、薄荷，再同煎10分钟，倒出一煎药液，再加水适量，煎20分钟，将两药液混合，分3次服。

【功效主治】慢性鼻炎。

病例验证

赵某，男，31岁。双侧鼻塞，时轻时重6年余，遇寒尤甚，头闷头昏。经检查：鼻黏膜肿胀淡红，下鼻甲肥大。用苍耳地龙饮加桂枝6克，服5剂鼻通。复进9剂转愈，随访年余无发。

丝瓜藤清气汤

【处方组成】丝瓜藤15克，荷蒂5枚，金莲花6克，龙井茶1.5克。

【用法用量】每日1剂，水煎服。

【功效主治】清气理鼻。用治慢性单纯性鼻炎，或儿童鼻炎，证见病程已久，时愈时发，或夏秋好转，冬春转差，重时气塞难通，常觉头昏、感风加重，黏涕较多。

病例验证

用此方治疗患者19例，其中痊愈9例，好转8例，无效2例，总有效率为89.5%。

牙痛

俗话说："牙痛不算病，痛起能要命。"可见牙痛给人造成的痛苦之大。牙痛是由牙病引起，可分以下几种情况：龋齿牙痛为牙体腐蚀有小孔，遇到冷、热、甜、酸时才感到疼痛；患急性牙髓炎是引起剧烈牙痛的主要原因；患急性牙周炎，疼痛剧烈，呈持续性的跳痛；急性智齿冠周炎，主要是第三磨牙位置不正，牙冠面上部分有牙龈覆盖和食物嵌塞，容易发炎而致该症。

白芷冰片膏

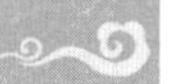

【处方组成】白芷、细辛、制川乌、制草乌、冰片各10克。

【用法用量】将上药共研细末，过80目筛，混合后用适量医用凡士林调成膏状。将龋洞内食物残渣清除后，取药膏适量放入龋洞。

【功效主治】祛风散寒，散热止痛。主治龋齿痛，风火牙痛，胃火牙痛。尤以龋齿痛效最佳。

【宜忌】切记将药膏放入龋洞内，如误落入口中，应立即用清水漱口。

病例验证

王某，男，17岁。龋齿疼痛4年，时重时轻，近2天加重，疼痛难忍，涕泪俱下，夜不能睡，曾用数种药物效不显。查见牙有龋齿空洞如大米粒大小。将龋洞内的食物残渣剔除后，取药膏适量直接放入龋洞内，上覆一小棉球，上下牙轻轻咬合。用药2分钟，痛止。又用1次，疼痛至今未复发。

口噙芒硝

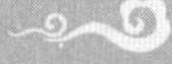

【处方组成】芒硝3克。

【用法用量】上为1次量，置于患处，噙化服。

【功效主治】泻火润燥。主治牙痛。

病例验证

采用此方治疗牙痛150例，治愈108例。其中虚火牙痛50例，治愈19例；牙痛伴牙龈红肿100例，治愈89例。

竹蓼清热汤

【处方组成】扁竹蓼100克。

【用法用量】每日1剂，水煎，分2次服。

【功效主治】清热杀虫。主治牙痛。

病例验证

采用此方治疗牙痛81例，除1例因牙周炎已化脓而无效外，其余80例均在服药2～3天后疼痛消失。总有效率为98.7%。

石膏白芷汤

【处方组成】生石膏（先煎）30克，白芷、川芎、生地黄各12克，牡丹皮、川黄连、生甘草各10克。

【用法用量】每日1剂，水煎，分2~3次服。3剂为1个疗程。

【功效主治】牙痛。

病例验证

用此方治疗牙痛患者85例，经用药1～2个疗程，其中，治愈者80例，显效者5例。

花椒樟脑汁

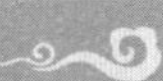

【处方组成】花椒9克，荜茇、樟脑各6克。

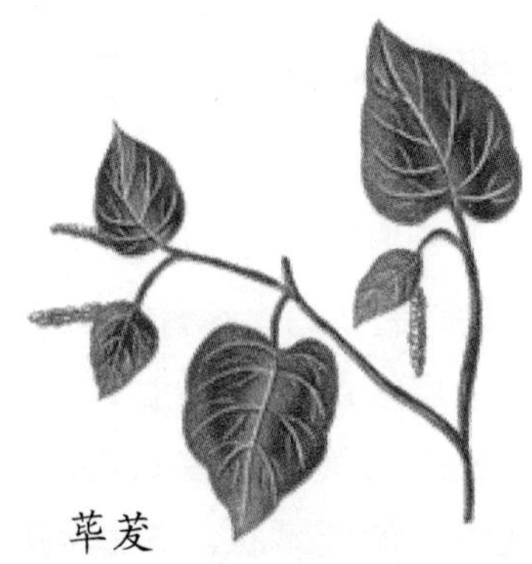

荜茇

【用法用量】水煎取浓缩液，外涂患处(或浸棉球，置于上、下齿间，咬紧)。

【功效主治】牙痛。

病例验证

用此方治疗牙痛28例，其中治愈26例，缓解2例。

耳鸣

耳鸣为耳科疾病中的常见症状，患者自觉耳内或头部有声音，但其环境中并无相应的声源，而且愈是安静，感觉鸣音越大。耳鸣音常为单一的声音，如蝉鸣声、汽锅声、蒸汽机声、嘶嘶声、铃声、振动声等，有时也可为较复杂的声音。可以是间歇性，也可能为持续性，响度不一。一些响度较高的持续性耳鸣常常令人寝食难安。引起耳鸣的原因较多，各种耳病均可发生耳鸣，如耵聍栓塞、咽鼓管阻塞、鼓室积液、耳硬化症；内耳疾病更易引起此症，如声损伤、梅尼埃病。此外，高血压、低血压、贫血、白血病、神经官能症、耳毒药物等均可引起耳鸣。中医学认为，耳鸣多为暴怒、惊恐、胆肝风火上逆，以致少阳经气闭阻所致，或因外感风邪，壅遏清窍，或肾气虚弱，精气不能上达于耳而成，有的还耳内作痛。

柴胡清肝汤

【处方组成】柴胡、牛蒡子、连翘、川芎、山栀子、防风、菊花各10克，生地黄、黄芩各12克，赤芍、天花粉各15克，当归18克，甘草3克。

【用法用量】每日1剂，水煎，分3次服。

【功效主治】清肝利胆，解毒开窍。主治胆热上犯之耳鸣、头昏、心烦易怒等实证。

病例验证

用此方治疗耳鸣45例，其中痊愈29例，显效8例，有效5例，无效3例，总有效率为93.3%。

生地牡蛎汤

【处方组成】生地黄、玄参、磁石（先煎）、牡蛎（先煎）各30克。

【用法用量】每日1剂，水煎服。

【功效主治】滋阴潜阳。主治耳鸣及听觉不聪，症见耳鸣嗡嗡作响，或如蝉叫者。

病例验证

采用此方治疗耳鸣41例，治愈29例，好转9例，无效3例，总有效率为92.7%。

芍药甘草汤

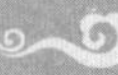

【处方组成】白芍10克，炙甘草5克。

【用法用量】每日1剂，水煎服。

【功效主治】养阴柔肝止鸣。主治耳鸣，呈喀喀声，属现代医学的客观性耳鸣。

病例验证

用此方治疗34例，治愈23例，显效5例，有效2例，无效4例。

黄芪党参汤

【处方组成】黄芪、党参各20克，炙甘草、当归、白术各10克，升麻、通草各8克，橘皮、柴胡各6克，石菖蒲5克。

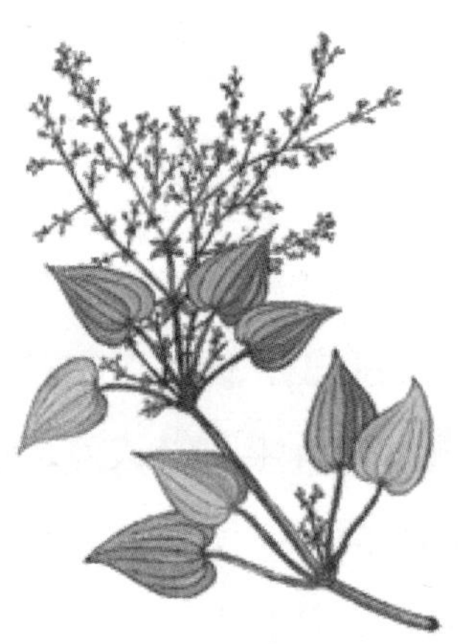

柴胡

【用法用量】每日1剂，水煎，分2次服(以饭后约半小时服药为宜)。5日为1个疗程，连续服药3个疗程。

【功效主治】益气养血，补肝肾。主治耳鸣。

病例验证

用此方治疗30例中，治愈23例，显效2例，好转3例，无效2例。

口疮

口疮即口腔溃疡，是口腔黏膜疾病中最常见的溃疡性损害，具有周期性复发的规律，所以常称为复发性口疮。历代医家将口疮的病因、病机概括分为虚、实两类。实证的表现是发病迅速，病程短，一般7～10天逐步愈合，愈后不留瘢痕；溃疡好发于口腔前半部，多见于唇、舌、颊、口底等部，龈、腭少见；初起的红赤稍隆起，中央出现溃点，逐渐扩大凹陷，呈绿豆粒大或黄豆粒大小，圆形或椭圆形，表面多覆有黄白色膜，周围绕有红晕。虚证的表现是发病稍缓，病程长，易反复发作，间歇期时间长短不等，终年不断，此起彼伏；溃疡多发于口腔前半部，但久病者逐渐向口腔后部移行，侵及软腭及腭弓；溃疡大小不等，周围微红不肿，溃点数量少而分散，溃疡疼痛轻微或不痛。本病属中医的“口疳”“口疮”范畴，发病与心肾不交、虚火上炎或脾胃湿热有关。治宜滋阴清火，清泄胃热。

黄芪青黛清热汤

【处方组成】生黄芪25克，粉青黛6克，蒲公英、麦冬、北沙参、玄参各12克，山药、生地黄各15克，白术10克。

【用法用量】每日1剂，水煎，分2次服。

【功效主治】滋阴降火，清热解毒，托疮生肌。主治复发性口疮。

病例验证

用此方治疗复发性口疮46例，其中显效36例，有效8例，无效2例。疗程最长者35天，最短者

28天。显效患者，随访2年以上未见复发。

地黄麦冬生津汤

【处方组成】干地黄、麦冬各15克，熟地黄、天冬各12克，黄芩、石斛各10克，茵陈、枇杷叶、甘草各9克，枳壳、黄连、桔梗各6克。

【用法用量】每日1剂，水煎，分2次服。小儿量酌减。

【功效主治】滋阴生津，清热解毒。主治偏热型口腔溃疡。

病例验证

用此方治疗31例，其中治愈20例（口腔溃疡及其症状完全消失，随访半年以上无复发），有效11例（口腔溃疡点消失或明显减少，但半年内曾有复发，继服上方仍然有效）。治愈病例用药最短3天，最长7天。

大青叶芦根汤

【处方组成】大青叶、鲜生地黄、生石膏(先煎)、鲜芦根(去节)各30克，黑玄参、赤芍、丹皮各10克，生甘草5克。

【用法用量】每日1剂，水煎，分5～6次饮服。

【功效主治】清热养阴，活血凉血。主治口腔溃疡。

病例验证

用此方治疗口腔溃疡40例，其中发热者36例。每个患者均可见到口腔内有单个或多个溃疡，少数为疱疹，尚未溃破。多数患者兼见咽喉充血，口腔黏膜红肿，齿龈红肿等症状。经服此方，4天内退热者占发热病例的90.6%，口腔溃疡在热退后1～2天愈合。

蒲公英汁

【处方组成】蒲公英(鲜品)150克。

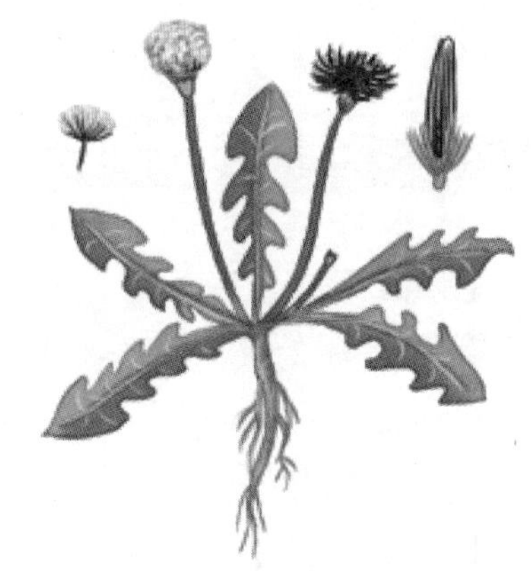

蒲公英

【用法用量】将上药煎浓汁，漱口兼口服，每日2次。

【功效主治】复发性口疮。

病例验证

张某，女，45岁。口腔溃疡糜烂多年，舌面和口唇各有赤小豆样大小溃疡点多个，舌边及上腭黏膜有糜烂点多个，口臭。曾外擦青梅散、冰硼散，内服维生素B_2、维生素C均无效。嘱其采蒲公英鲜品，每次用125克煎浓汁，按上方服用。治疗5日即痊愈。1年后随访，未见复发。

肉苁蓉粉

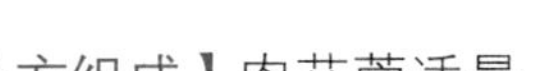

【处方组成】肉苁蓉适量。

【用法用量】将上药研粉，过筛，每次温开水送服10克，1日3次。

【功效主治】复发性口疮。

病例验证

孙某，男，28岁。患多发性口腔溃疡1年余，口腔唇内有多个圆形溃疡。西医诊为复发性口疮，中医诊为口疳。按上方处以肉苁蓉散300克，每次10克，1日3次，温开水送服。10日后口疮痊愈，随访1年，再未复发。

半夏旱莲汤

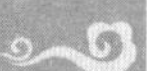

【处方组成】法半夏、旱莲草各20克，黄芩、党参、女贞子各15克，干姜、甘草、红枣各10克，黄连6克。

【用法用量】每日1剂，水煎，分早晚服。

【功效主治】清热泻火，燥湿敛疮。主治顽固性复发口疮。

【加减】口疮灼痛者，加金银花、麦冬；口苦咽干者，加柴胡、郁金；牙龈肿痛者，去干姜，加补骨脂、白芷；便秘者，加酒大黄；脘痞纳呆者，加砂仁；口渴、口臭、烦躁者，加麦冬、生地黄、栀子。

病例验证

用此方治疗36例，痊愈6例，显效19例，好转7例，无效4例，总有效率为88.9%

牙周病

牙周病是人类疾病中分布最广的疾患之一，其特点是牙周组织呈慢性破坏而自觉症状不明显，多为一般人所不注意，一旦发生牙齿出血、溢脓、牙齿松动、移位或出现牙周脓肿，或者症状加剧始来就医。若牙周病未经有效治疗，其牙齿丧失的数目常不是单个的，而是多数牙甚至全口牙同时受累。牙周病在成年之前很少发生，而在青壮年后发病迅速。随着年龄的增高，患病的人数增加，而且病情加重。因此牙周病的早防早治很重要。牙龈出血、口臭是它的早期症状，一旦发现应早做治疗。本病属中医的“牙齿动摇”“牙齿松动”“齿动”范畴。

酒煎桃柳树皮

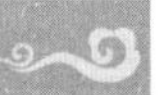

【处方组成】桃树皮、柳树皮各4克，白酒适量。

【用法用量】白酒放入砂锅，以文火煎煮桃树皮、柳树皮，趁热含酒液漱口。当酒液含在口中凉后即吐出，日漱数次。

【功效主治】清热止痛，祛风散肿。主治风火牙痛和牙周发炎。

病例验证

用此方治疗36例患者，结果治愈21例，显效13例，无效2例，总有效率为94.4%。

白酒煮鸡蛋

【处方组成】白酒100毫升，鸡蛋1个。

【用法用量】将白酒倒入瓷碗内，用火点燃后，立即将鸡蛋打入酒中，不搅动，不放任何调料，待火熄蛋熟，晾凉后1次服下，1日2次。

【功效主治】清热止痛。主治牙周炎。

病例验证

治疗牙周炎167例，治愈159例，一般服1～3次而愈，无效8例。凡属实热症牙周炎，屡用屡效。

生地连翘汤

【处方组成】生地黄、连翘各12克，丹皮、升麻、当归、大黄各10克，黄连、竹叶各6克，生石膏(先煎)30克，天花粉15克。

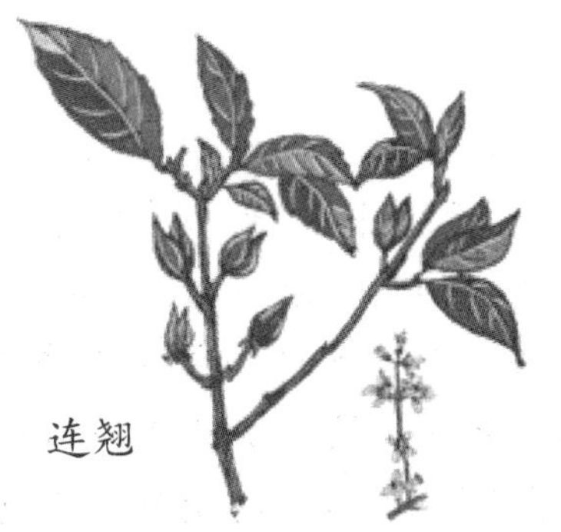
连翘

【用法用量】每日1剂，水煎，分2次服。

【功效主治】清热止痛。主治急性牙周炎。

病例验证

用此方治疗急性牙周炎患者56例，其中，痊愈32例，显效19例，有效4例，无效1例，总有效率为98.2%。治愈的32例患者，一般服药3～5剂即愈。

滑石粉

【处方组成】滑石粉18克，甘草粉6克，朱砂面1克，雄黄、冰片各1.5克。

【用法用量】共研为细面，早晚刷牙后撒患处；或以25克药面兑60克生蜜之比，调和后早晚涂患处。

【功效主治】清热解毒，消肿止痛，化腐生肌，收敛止血。主治慢性牙周炎。

病例验证

用此方治疗74例病人，男42例，女32例，年龄最小者10岁，最大者40岁；病程均在半年至2年以上；疗程15天至3个月之间。治疗后其中62例获痊愈，9例显效。

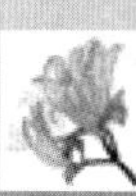

鼻窦炎

鼻窦炎又称鼻渊或脑漏，是一种常见疾病。上颌窦、筛窦、额窦和蝶窦的黏膜发炎统称为鼻窦炎，其中以上颌窦炎和筛窦炎最常见，常由感冒引起，有急性和慢性两种。急性鼻窦炎的全身症状与其他炎症相同，可有发热、全身不适等，局部症状有鼻塞、头痛、流浓涕和嗅觉减退等。如反复发作的急性鼻窦炎未彻底治疗，将酿成慢性鼻窦炎，表现为经常性的头胀、头昏、记忆力减退、注意力不集中等。可发生在一个鼻窦，也可几个鼻窦同时发生炎症。如果一侧或两侧所有的鼻窦都发炎，就叫一侧或双侧全鼻窦炎。注意锻炼增强体质，避免感冒和及时治疗鼻内疾病可预防本病，经久不愈者可考虑手术治疗。

麻黄杏仁汤

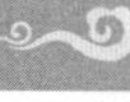

【处方组成】麻黄、黄芩各6克，杏仁、石膏（先煎）、苍耳子、辛夷花、白僵蚕、杭菊花、蔓荆子、白芷各10克，细辛、甘草各3克。

【用法用量】每日1剂，水煎分2次温服，小儿药量酌减。

【功效主治】急性鼻窦炎。

病例验证

用此方共治108例，疗程1～10天，平均4天。其中急性上颌窦炎54例，急性额窦炎43例，急性筛窦炎8例，急性蝶窦炎3例。经用上述方法治疗3～4天，治愈(临床主要症状消失，鼻镜、后鼻镜复查正常)92例。有效(主要症状消失，鼻镜、后鼻镜复查，鼻黏膜、鼻甲充血未消者)16例。

辛夷花散

【处方组成】辛夷花15克，白芷、苍耳子各10克，桂枝5克。

【用法用量】将上药烘干研末过筛，装瓶备用。每天晚饭后取药末1克，1寸见方双层纱布2块，将药末分包成2个药球，以棉纱扎紧，并留线头1寸左右，先塞1个药球于一侧鼻孔，用另一鼻孔呼吸；1小时后将药球拉出，将另1药球塞入对侧鼻孔。一般5日左右即见好转。10日为1个疗程，轻者2个疗程可愈，重者亦可减轻诸症。

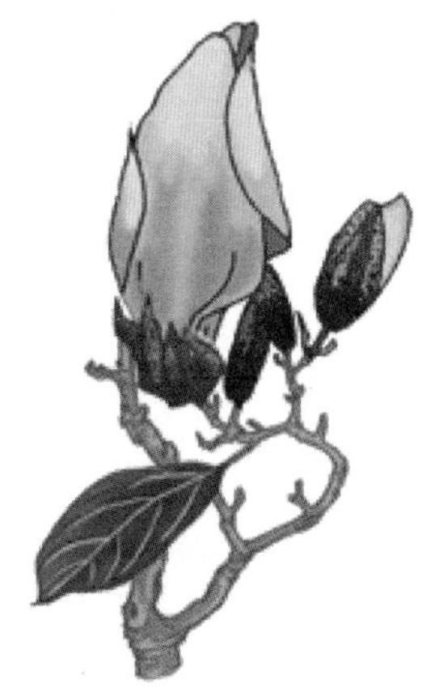

辛夷花

【功效主治】鼻窦炎。

病例验证

陈某，男，32岁。鼻塞头痛，语音重浊近10年，曾用各种滴鼻液及封闭治疗均不效，经用此方2个月，诸症即愈，1年余未复发。

半夏天麻汤

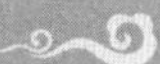

【处方组成】半夏、天麻、苍耳子、白芷、延胡索、生甘草各10克，生白术、黄芪各15～30克，细辛4克，黄芩12克，鱼腥草30克，川芎、连翘、丹参、牛膝、生白芍各15克，辛夷、藿香各6克。

【用法用量】每日1剂，水煎服。儿童酌减。

【功效主治】化痰清热，益气活血。主治鼻窦炎。

病例验证

用此方治疗鼻窦炎患者50例，治疗10～30日，治愈35例，好转12例，无效3例，总有效率为94%。

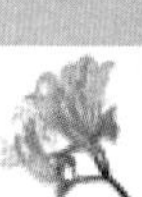

结膜炎

结膜炎是以细胞浸润与渗出为特征的结膜炎症。临床以眼分泌物增多与结膜充血为主要症状。现在大部分结膜炎为单发性的，只对治疗无效的特殊病例才做渗出物培养、结膜上皮刮片检查。常见的结膜炎有以下病型：急性细菌性、病毒性、泡性、流行性、出血性、沙眼、变态反应性及慢性结膜炎。中医所称的“暴风客热”“天行赤眼”“白涩症”“目痒”“赤丝虬脉”等均属于结膜炎范畴，基本病机为风热邪毒侵目所致。

茵陈汤

【处方组成】茵陈、防己、金银花、连翘各12克，防风、白芷、茯苓皮各10克，薏苡仁、地肤子、鱼腥草各30克，焦山栀6克，乌梢蛇15克，老鹳草20克。

【用法用量】每日1剂，水煎服。

【功效主治】祛风除湿，清热解毒，止痒。主治春季卡他性结膜炎及一切过敏性眼炎、眼睑湿疹等。

【加减】使用本方时，要因症而用，随症加减。若痒甚者，加苦参12克；睑皮湿烂，体壮者，加石膏（先煎）30克。

病例验证

余某，女，5岁。患儿家属代诉，眼红，发痒，反复发作2年。病史：2年前春天，患儿眼红发痒，经用抗生素眼药水以及可的松眼液点眼后症状缓解，经年反复发作，不能治愈。以茵陈防己汤服10余剂，痒止红退，2年来未复发。

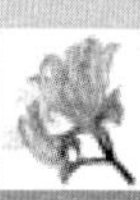

荆芥凉血汤

【处方组成】荆芥、防风、赤芍、丹皮、黄芩、栀子、白蒺藜、车前子（包煎）各10克，薄荷、蝉蜕各6克，生地黄、菊花各12克。

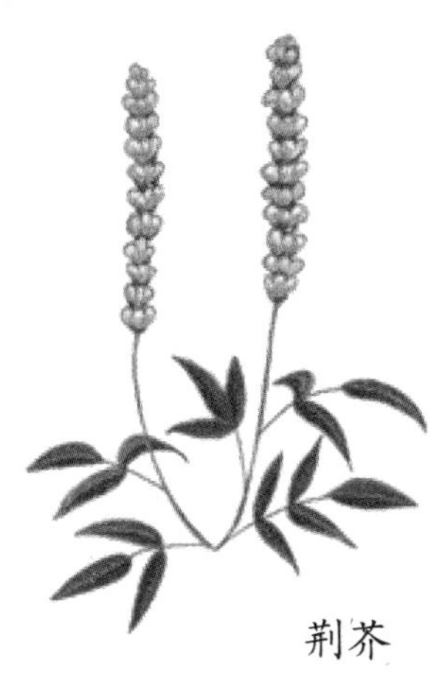

荆芥

【用法用量】每日1剂，水煎服。

【功效主治】祛风清热，凉血散瘀，止痒。主治卡他性结膜炎，症见患眼奇痒难忍，常累及双眼。春、夏季易发，病程长，缠绵难愈。

【加减】结膜充血甚者，加红花6克；睑结膜乳头增生，角膜边缘有结节者，加丹参、玄参各15克，郁金8克；畏光者，加柴胡10克，龙胆草6克，青葙子10克；分泌物黏稠量多者，加大黄10克，黄连6克；球结膜炎赤色黄浊甚者，加桔梗、桑白皮各10克。

病例验证

治疗卡他性结膜炎患者125例，痊愈(诸症悉除，愈后无复发)97例，好转(服药时诸症悉除，因未坚持治疗，次年有复发)28例。服药量少者8剂，最多55剂。

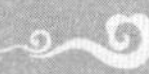

菊花消炎汤

【处方组成】菊花、密蒙花、谷精草、桑叶、生地黄、赤芍各9克，山栀、桔梗、川黄连各6克，金银花、连翘、白茅根各15克。

【用法用量】每日1剂，水煎服。

【功效主治】清热解毒，凉血消炎。主治急性结膜炎，症见两目红肿疼痛，有异物感，分泌物多，视物不清。

病例验证

用此方治疗9例病人，治愈7人，好转2人，总有效率为100%。

角膜炎

角膜炎是指由于外伤，或感染细菌、病毒、真菌而致的角膜炎症性病变，包括单纯疱疹病毒性角膜炎、浅层点状角膜炎、角膜变性、化脓性角膜炎、角膜基质炎和束状角膜炎等，临床主要表现为黑睛混浊、畏光流泪、视力下降。基本病机为外感风热，或热毒上攻，蕴于黑睛。

羌活防风汤

【处方组成】羌活6克，防风、桔梗、荆芥、白芷、柴胡、前胡、黄芩、板蓝根、菊花、蝉蜕各10克，甘草3克。

【用法用量】每日1剂，水煎服。

【功效主治】祛风清热。主治浅层点状角膜炎。

病例验证

汪某，男，29岁。右眼于10天前发红疼痛，当时诊断为急性结膜炎，经治疗后病情好转。现觉眼内沙涩微痛，畏光流泪。经检查：右眼无明显充血，用2%荧光素染色，在集光下可见角膜表层广泛点状着色，余未见特殊。舌苔薄微黄，脉浮。诊断为浅层点状角膜炎。证属肺肝风热，治以祛风为主，清热为辅。服用上方12剂而愈。随访2年，未见复发。

银翘荆防汤

【处方组成】金银花、板蓝根、蒲公英各20克，连翘、荆芥、防风、柴胡、黄芩、桔梗各10克，薄荷6克，甘草5克。

【用法用量】每日1剂，水煎服。

【功效主治】祛风解表，清热解毒。主治单纯疱疹性角膜炎浅表型，症见黑睛生翳如点状、黑芒状或连缀成片，视物模糊，白睛赤脉，畏光流泪，涩痛难睁，舌苔薄黄，脉浮数。

病例验证

陈某，女，32岁。右眼畏光、流泪、视物模糊5天。视力右眼1.0，左眼1.5。右眼结膜轻度充血，角膜2%荧光素染色可见密集点状着色。舌苔薄黄，脉弦。诊为浅层点状角膜炎。用本方加羌活10克。5剂症状减轻，减羌活加密蒙花、木贼各10克，蝉蜕6克。10剂后症状消失，荧光染色阴性，双眼视力均为1.5。

银翘解毒汤

【处方组成】金银花、蝉蜕、荆芥、木通、桔梗各10克，连翘、栀子、牡丹皮各12克，板蓝根、芦根各30克，大青叶15克，甘草3克。

【用法用量】上药用清水浸泡30分钟，然后煎30分钟左右，取药液200毫升，加水再煎取药液150毫升，将2次煎出的药液混合，备用。每日1剂，分2～3次温服。

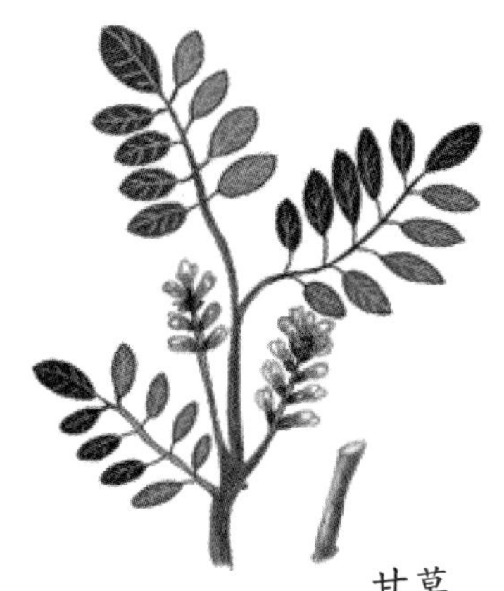

甘草

【功效主治】清热解毒。用治角膜炎属于风热湿毒型。

病例验证

易某，男，53岁。右眼红痛3天。初起恶寒发热，鼻塞流涕，继则右眼红痛生翳，视力下降。经检查：右眼白睛抱轮红赤(睫状充血)，角膜混浊，2%荧光素染色阳性。右侧额部自发际疱疹一串直至上睑。视力右眼前数指，左眼1.0。舌苔薄黄，脉细弦。诊断为病毒性角膜炎，带状疱疹。证属肝经风热湿毒。用此方治疗，服药4剂，疱疹消失，眼痛亦减，视力进步。按本方又继服10剂而愈，视力正常。

青光眼

青光眼是指由于眼压增高而引起的视乳头损害和视功能障碍的一种眼病。正常眼压在10～21毫米汞柱，如在21～24毫米汞柱之间，则为青光眼可疑。青光眼因眼压升高，能引起视乳头凹陷、视野缺损，最后可能导致完全失明。本病任何年龄均可发生，但以40岁以上者见多，女性多于男性。根据发病情况，一般可分为原发性青光眼(闭角型、开角型)、继发性青光眼、混浊性青光眼和先天性青光眼，中医统称为“绿风内障”。基本病机为情志抑郁、气机郁结、肝胆火炽、神水积滞等。

菊明汤

【处方组成】木贼草12克，牡蛎（先煎）、石决明各15克，菊花30克，夜明砂10克。

【用法用量】先把药用水浸泡30分钟，再煎30分钟，每剂煎2次，将2次煎出的药液混合。每日1剂，早晚分服。

【功效主治】青光眼，高血压，症见头痛或眩晕、眼痛、视力障碍、目红、便秘、舌红、脉弦数等。

病例验证

胡某，女，74岁。8个月前开始头痛、眼痛、乏力，某医院诊为青光眼。服中西药物疗效不佳。诊见唇红燥，舌边尖红，苔白，脉弦数。右眼已失明，连服菊明汤6剂，诸症均减。又服36剂，头痛、目痛消失。

羚羊菊花饮

【处方组成】羚羊角3克，菊花20克，决明子25克，五味

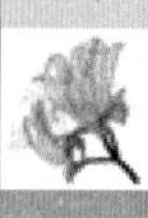

子15克。

【用法用量】水煎频频代茶饮。

【功效主治】平肝清热。主治慢性单纯性青光眼。

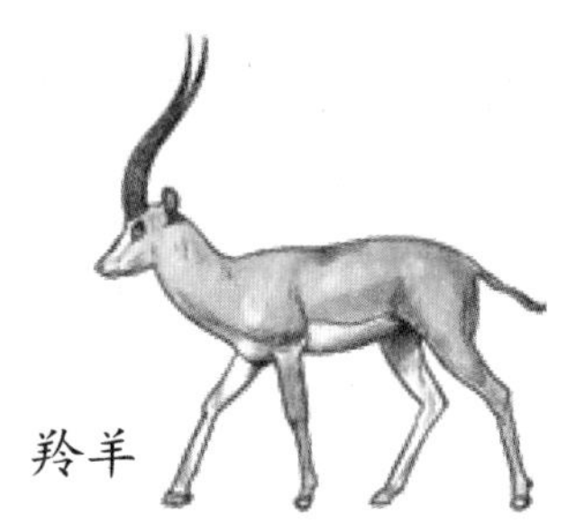
羚羊

病例验证

赵某，男，21岁。某大学学生，患单纯性青光眼在校医院住院，保守疗法20天，眼压时高时正常，头痛、眼痛两年余。经检查：视力右1.0，左0.7；眼压右37毫米汞柱，左42毫米汞柱，双瞳孔稍大，眼底OB，即诊为慢性单纯性青光眼(双)。投上方10剂，眼压恢复正常，症状消失，追访2年未再复发。

归龙致新汤

【处方组成】当归、地龙、地榆各12克，黑栀子13克，红花10克，川芎、桃仁、鸡内金、白僵蚕各6克。

【用法用量】每日1剂，水煎服。

【功效主治】养血活血，化瘀通络，清热息风。主治青风内障(原发性青光眼)。

病例验证

牛某，男，70岁。左眼视物模糊，时有黑点或块状物遮挡视线，时大时小，视灯周围有红晕，时感眼蒙薄雾，甚则头目胀痛。左眼瞳孔散大，巩膜微赤；心烦口苦，性急易怒；舌红，苔微黄，脉弦细数。右眼失明10余年。诊为本病，急则治其标，以此方5剂煎服。自觉眼内块状物消失，视力有所改善，原方去鸡内金、地榆、栀子，加川羌活、龙胆草、生地黄、枸杞子各10克，牛膝15克，钩藤（后下）12克。4剂煎服后，瞳仁清晰，灯晕消失，仅眼前有薄雾飘过，原方加五味子、山萸肉各15克。5剂继服，药尽而愈，目明如常。

扁桃体炎

扁桃体炎为腭扁桃体的非特异性炎症，有急、慢性之分。急性扁桃体炎多见于10～30岁之间的青年人，好发于春秋季节，通常与急性咽炎同时发生，主要由细菌感染引起，常见致病菌为溶血性链球菌、葡萄球菌和肺炎双球菌。细菌通过空气飞沫、食物或直接接触而传染。慢性扁桃体炎多由扁桃体炎的急性反复发作或隐窝引流不畅，细菌在隐窝内繁殖而导致，也可继发于某些急性传染病，如猩红热、麻疹、白喉等。扁桃体炎的反复发作，除可引起明显的局部症状外，还可成为身体的一个重要隐患，在某些诱发因素存在的情况下，促使发生各种疾病或原有疾病发生恶化，特别是儿童时期慢性扁桃体炎的反复发作，容易合并风湿病、肾小球肾炎、风湿性心脏病等，应当引起重视。扁桃体炎中医称为“乳蛾”“喉蛾”，中医学认为，外感风热毒邪是本病发生的主要原因。本病急性者多为风火热毒之证，慢性者多属阴亏燥热之候。治疗当以清火、滋阴、润燥为基本法则。

硼砂雄黄散

【处方组成】硼砂15克，明雄黄、朱砂各3克，赤石脂6克(夏暑天用9克)，儿茶、血竭花各1.5克，冰片0.4克，薄荷霜0.1克。

【用法用量】先将前6味研细，再加冰片、薄荷霜，共研极细面，装入瓶内备用。每日吹撒患处3～4次。

【功效主治】清热解毒，通络散结，消肿止痛，化腐生肌。用治咽、喉、扁桃体、齿龈等部位红肿疼痛(急性咽炎、扁桃体炎等)。

病例验证

用消肿止痛散治疗患者317例，其中急性咽喉炎160例，急性扁桃体炎107例，牙龈肿痛50例。疗程2～4天的170例，5～6天的119例，7～10天的28例。痊愈240例，好转64例，无效13例，总有效率为95.9%。

大黄柴胡汤

【处方组成】生大黄(后下)6～10克，软柴胡、淡黄芩各6～9克，金银花、连翘壳、蒲公英各10～15克，射干、夏枯草各10克。

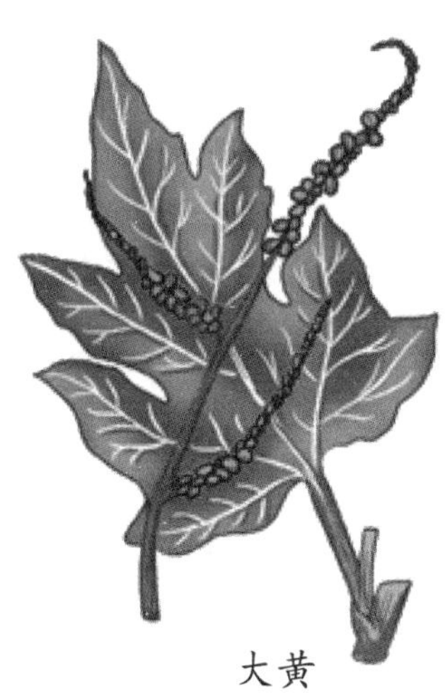

大黄

【用法用量】每日1剂，水煎服，渣再煎，连服2～3剂。外用喉蛾散吹喉，每日5～6次。

【功效主治】清热解毒，通腑泄热。用治急性化脓性扁桃体炎，证见咽喉疼痛、吞咽困难、畏寒发热或寒热往来，大便干结，小便短赤，舌质红，苔白或黄白相间，脉浮数或弦滑数。

【加减】表热盛者，加薄荷叶；里热甚者，加生石膏、川黄连。

病例验证

用此方治疗急性化脓性扁桃体炎52例，痊愈46例，好转4例，无效2例，总有效率达96.16%。

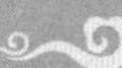

清咽解毒汤

【处方组成】僵蚕、龙胆草各9克，生石膏（先煎）、鲜苇根各30克，薄荷5克，金银花20克，连翘、板蓝根各15克，知母10克，滑石（包煎）12克，人工牛黄(冲服)1克。

【用法用量】每日1剂，水煎服。

【功效主治】清肃上焦，泄热解毒。用治急性扁桃体炎，证见恶寒，发热，头痛，吞咽困难，口渴，口臭，便结，扁桃体

明显红肿，表面有白脓点，颌下淋巴结肿大，脉象滑数。

病例验证

李某，男，52岁。素患扁桃体炎，反复发作，已10余年。每隔1月左右，即急性发作，冬春更剧。每发则高烧、咽喉红肿疼痛、吞咽困难，医治多年，未能除根。现又犯5天，体温39.8℃，咽部红肿大，舌苔黄糙，脉数大。证属肺卫热邪素盛，易于外感，风热相搏，结于咽喉，而致红肿疼痛，艰于饮咽。治以辛凉解表，清热解毒。方以清咽解毒汤加蝉蜕5克，桑叶、黄芩、黄柏各9克。服药2剂，烧退，肿痛大减，唯大便燥结，脉仍滑数。原方去桑叶、薄荷、蝉蜕，加大黄9克，又服3剂而愈。

玄参利咽汤

【处方组成】玄参、络石藤各30克，麦冬15克，僵蚕、重楼、赤芍、牛蒡子各12克，桔梗10克，山豆根5克。

【用法用量】水煎2次，饭后顿服，每日1剂，连服3剂。

【功效主治】清热解毒，利咽消肿。用治急性扁桃体炎和咽炎，咽喉肿痛，吞咽困难，发烧头痛，全身不适，舌质红，舌苔黄。

【加减】扁桃体化脓者，加蝉蜕。

病例验证

用此方治疗急性扁桃体炎39例，用药3天后，痊愈28例，好转9例，无效2例，总有效率为94.9%。

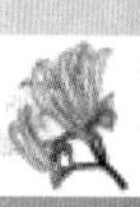

过敏性鼻炎

过敏性鼻炎是发生于鼻部的Ⅰ型变态反应。临床特征为反复发作性鼻痒，喷嚏，流大量清涕，以及发作时鼻黏膜苍白，呈季节性或常年性发作。可发于任何年龄，但以青少年多见，发病率高。中医称本病为“鼻鼽”，基本病机为肺脾肾虚，正气不足，卫外无力，风寒外凑，致营卫失和，正邪交争，津液失固。

宣肺固卫饮

【处方组成】炒白蒺藜、炙枇杷叶、麦冬各20克，生黄芪、鲜生地黄、云茯苓各15克，羌活7克，白芷5克，细辛4克，甘草10克。

【用法用量】每日1剂，水煎服。

【功效主治】宣肺固卫，佐以健脾。主治过敏性鼻炎，症见喷嚏及流涕头痛。

病例验证

张某，女，30岁。患慢性鼻炎2年余，经常喷嚏频频，清涕长流，头痛纳呆。西医诊断为过敏性鼻炎。服中西药，疗效甚微。舌质淡，苔白，脉滑。证属肺脾两虚，治以宣肺固卫，佐以健脾。方以宣肺固卫饮主之。药进9剂后，除时流清涕外，其他症状消除。又服6剂痊愈。半年后随访未复发。

祛风宣肺汤

【处方组成】苍耳子、蝉蜕各15克，炙麻黄、辛夷、甘草各9克。

【用法用量】煎2遍后和匀，每日3次分服。

【功效主治】祛风宣肺，通利鼻窍。用治过敏性鼻炎(鼻渊)、鼻塞、发痒、嚏多、流清涕者。因风寒或某种物质过敏，以致肺气不宣。

【加减】头痛者，加白芷10克；涕多黄黏者，加黄芩15克。

病例验证

方某，女，30岁，工人。3年来每逢春秋季节受凉即感鼻塞、鼻痒、嚏多、流清涕。这次发作3周，五官科诊为过敏性鼻炎。用时有效，停药则加重。予本方治疗，3天后症状减轻，连用1周后缓解。

温阳散风汤

【处方组成】枸杞子、桑葚子、白芍各12克，白蒺藜、川芎、白芷、乌梅、蛇床子、锁阳、淫羊藿各10克，荜茇5克，细辛3克。

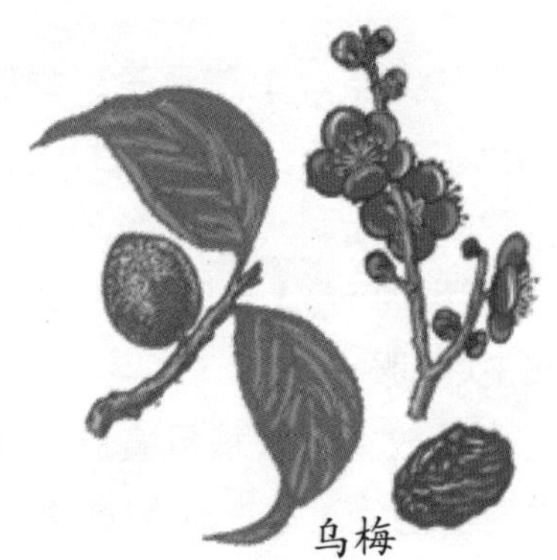

乌梅

【用法用量】每日1剂，水煎服。

【功效主治】温补肺肾，祛风散寒。主治过敏性鼻炎。

病例验证

余某，女，35岁。患者查诊为过敏性鼻炎，予以本方治疗，服数剂即见效果，坚持服药60余剂而痊愈，随访多年未见复发。

荆防败毒散

【处方组成】荆芥、苍耳子、菊花、羌活、川芎各10克，防风6克，薄荷（后下)5克，生姜2片，甘草3克。

【用法用量】每日1剂，水煎服。

【功效主治】辛温散寒。主治过敏性鼻炎。

病例验证

黄某，男，32岁。间歇性鼻塞，鼻痒，打喷嚏，流清水样鼻涕。近数天来又发作，伴头痛，畏寒，微热，全身不适，身疼骨楚，脉浮紧，舌质红，苔薄白。诊断为风寒型过敏性鼻炎。嘱其服用上方，服药3剂而获痊愈。

老年性白内障

白内障是常见眼病和主要致盲原因之一，其中老年性白内障是最常见的白内障。本病是在全身老化、晶体代谢功能减退的基础上由于多种因素形成的晶体疾患。近年的研究说明，遗传、紫外线、全身疾患(如高血压、糖尿病、动脉硬化)、营养状况等因素均与其有关。当各种原因引起晶状体囊渗透性改变及代谢紊乱时，晶体营养依赖的房水成分改变，而使晶体变为混浊。中医称为“圆翳内障”“白翳黄心内障”等，中医学认为，本病多因年老体弱，肝肾两亏，精血不足，或脾失健运，精不上荣所致。另外，部分因肝经郁热及湿浊上蒸也可致病。

决明汤

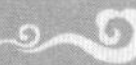

【处方组成】生石决明30克，决明子15克，谷精草、生地黄、赤芍、女贞子、密蒙花、白菊花、沙苑子、白蒺藜、党参、黄芪、黄芩各12克，炙甘草6克。

【用法用量】每日1剂，水煎服。

【功效主治】滋阴清热，清肝明目。主治老年性白内障。

【加减】中气不足者，加茯苓、山药、白术；合并高血压动脉硬化者，加牡蛎、钩藤；并发糖尿病者，加麦冬、天花粉、熟地黄。

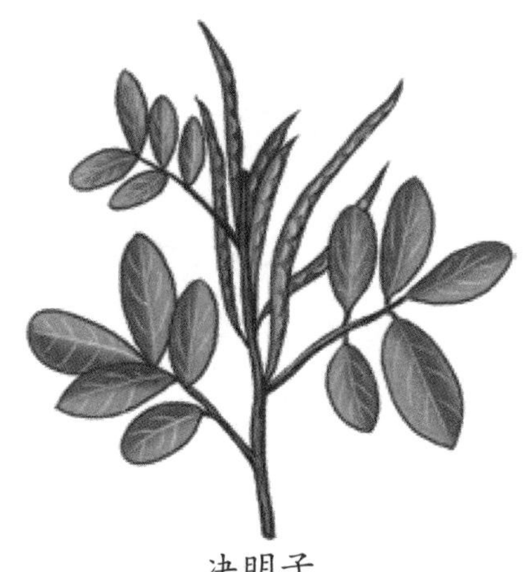

决明子

病例验证

用此方治疗老年性白内障84例160只眼，显效84只眼，有效68只眼，无效8只眼。

人参生地丸

【处方组成】人参、生地黄、茺蔚子各60克，石决明、桔梗、车前子、白芍各30克，细辛15克，大黄9克。

【用法用量】将上药共研成细末，等量蜜制成丸，每丸9克，早晚各服1丸。3个月为1个疗程。

【功效主治】疏风泄热，益阴潜阳。主治老年性白内障。

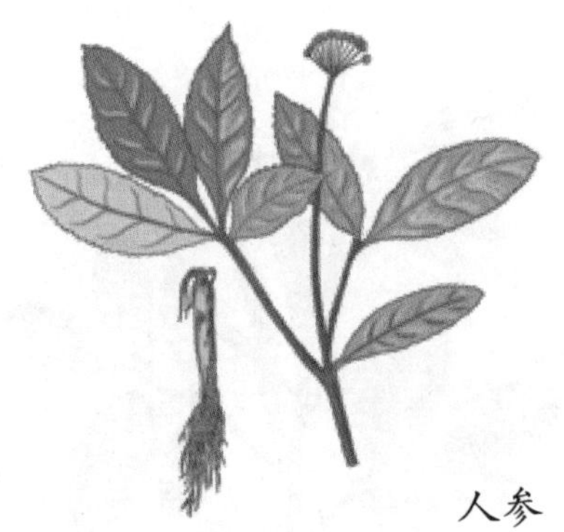
人参

【加减】血压偏高者，加大黄、钩藤；头晕者，加天麻、龟板；便秘者，加肉苁蓉；小便淋沥者，加泽泻、牡丹皮；眼干者，加枸杞子、石斛。

病例验证

治疗老年性白内障21例，一般1个疗程视力开始恢复，4～5个疗程视力可达1.0～1.2。

白术当归汤

【处方组成】白术、当归、茺蔚子、枸杞子、车前子（包煎）、香附各10克，杭白芍、茯神、石决明、夏枯草、生地黄各15克，青葙子12克，柴胡6克，甘草3克。

【用法用量】每日1剂，水煎服。

【功效主治】疏肝理脾，清心益肾。主治老年性白内障(初期)。

【加减】若郁怒反致者，加牡丹皮、栀子；脾胃不健者，酌加麦芽、山楂；并发高血压者，加牡蛎、钩藤；并发糖尿病者，加麦冬、熟地黄、天花粉；合并中心性视网膜炎者，加党参、麦冬、五味子。

病例验证

用此方治疗未成熟的白内障30例，治愈20例，好转4例，无效6例，总有效率为80%。

第六章

骨伤科验方

养生必须先养好骨，骨养好了，才能百病不侵。许多疾病都与骨骼有关，如骨折、肩周炎、颈椎病、骨质增生等。全身骨骼是一个相互关联的完美结构，牵一骨而动全身，所以养骨要有全局观念，从头到脚都要在平日里悉心养护，生病时也要循着全身骨骼的线索寻找病源，对症治疗。本章为你精心挑选了一些治疗骨科病的常用验方，助你早日拔除各种骨科病的病根。

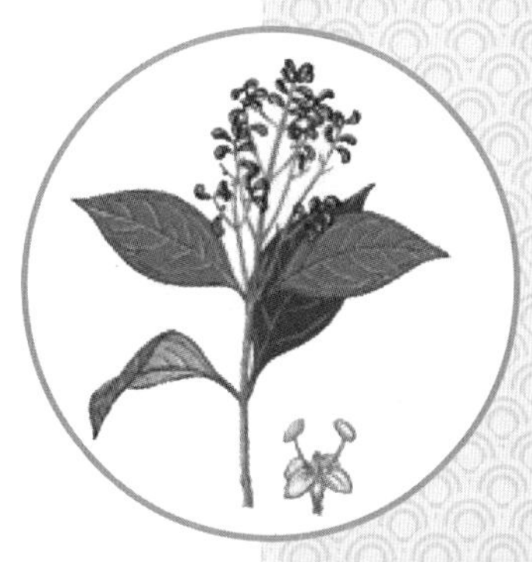

骨 折

骨折是一种常见的骨头折伤病症。中医称为“折疡”“折骨”。常因跌仆、闪挫、压轧、负重、劳损，或是从高处坠落或摔打跌倒所致。根据病变症状可分为一般性骨折和粉碎性骨折两种。甚者疼痛难忍、骨头有凸状、皮肉组织瘀肿等现象。

当归尾桃仁合剂

【处方组成】当归尾、桃仁、红花、苏木、炮穿山甲各15克，瓜蒌、生地黄、自然铜、杜仲、骨碎补、枳实、乳香、没药、生甘草各10克。

【用法用量】将上药水煎3次后合并药液，分2～3次温服。每日1剂。1个月为1个疗程。

【功效主治】骨折。

病例验证

用此方治疗骨折患者49例，一般用药2～3个疗程，均可痊愈。

黄芪党参汤

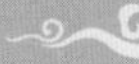

【处方组成】黄芪、当归、川芎各15克，党参、桃仁、赤芍、木香、地龙各10克，红花6克。

【用法用量】1日1剂，分2次水煎服。

【功效主治】补气活血，散瘀消肿，行气止痛。主治骨折。

病例验证

用此方治疗骨折患者6例，均收到了不同的效果。

当归续断汤

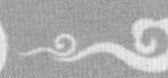

【处方组成】当归、续断各10克，地鳖虫、乳香各5克，天花粉、骨碎补各15克，桑寄生、五爪龙各30克，防风20克。

【用法用量】每日1剂，水煎，分2次服。

【功效主治】活血通络，接

骨续筋。主治股骨干骨折中期。

【加减】湿重者，加苍术10克；热重者，加金银花12克。

【宜忌】忌辛辣、油腻食物。

病例验证

此方配合治疗股骨干骨折64例，优良率达92.2%。

黄芪枸杞丸

【处方组成】黄芪、枸杞子、山药、茯苓、骨碎补、川续断、杜仲各50克，党参、自然铜、地鳖虫、生大黄、田三七各40克，细辛、桂枝、白芍、广木香各15克。

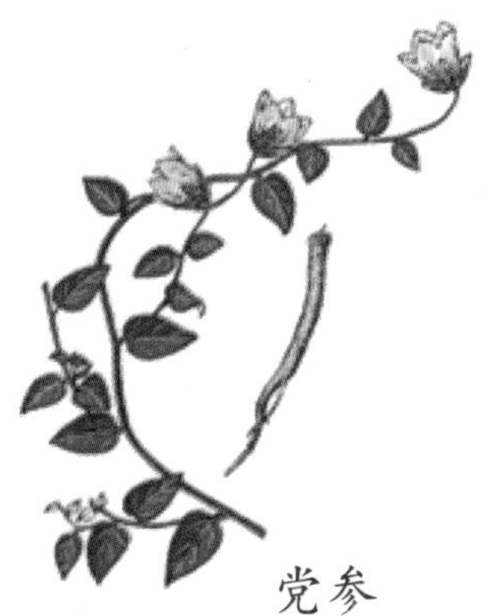
党参

【用法用量】将上药研为极细末，过120目筛，炼蜜为丸，每丸重6克。每日3次，每次1丸，黄酒或白开水送服。1个月为1个疗程。

【功效主治】骨折。

病例验证

用此方治疗骨折患者68例，经用药2～6个疗程后，其中，治愈者66例，失败者2例。

雪上一枝蒿糊

【处方组成】雪上一枝蒿粉5～10克，冬青叶粉10～20克，凡士林10克，白酒适量。

【用法用量】上药调和，加开水适量调成糊状，摊纱布上，贴敷在髌骨骨折局部。1～2日换药1次。

【功效主治】消炎止痛，祛风除湿，接骨生新。主治髌骨骨折。

【宜忌】忌辛辣、油腻食物。

病例验证

用此方治疗髌骨骨折60例，总有效率为96%。

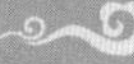

肩周炎

肩周炎是一种肩周围关节软组织的慢性退行性病变，因多见于50岁左右的人，所以又称五十肩。发病原因是因人到中年后，肾气不足，气血渐亏，加之早期劳累，肩部露外受凉，寒凝筋膜，机体新陈代谢功能减弱，各种组织出现退化性变化，肩关节功能性活动减弱等。本病起病缓慢，患者常感肩部酸痛，不能持重物，初发1～2周后，疼痛渐增，肩关节外展、外旋功能开始受限。重症者肩臂肌肉萎缩，疼痛较重。常不能举臂梳头、穿衣和背手，夜间尤甚。

白芍炒地龙

【处方组成】白芍、炒地龙各400克，制马钱子、红花、桃仁、威灵仙各350克，乳香、没药、骨碎补、五加皮、防己、葛根、生甘草各150克。

【用法用量】将上药共研为极细末，装入胶囊，每粒含生药0.2克，成人每次服3粒，每日3次，温开水送服。半个月为1个疗程，休息3日，再行下一个疗程。

【功效主治】肩周炎。

病例验证

用此方治疗肩周炎患者67例，其中治愈58例，显效5例，有效3例，无效1例。

山楂甘草舒筋汤

【处方组成】生山楂、桑葚子各50克，桑枝、乌梅各25克，白芍、伸筋草、醋制延胡索各20克，姜黄、桂枝、威灵仙、醋制香附各15克，甘草10克。

【用法用量】水煎温服，3日

2剂，1个月为1个疗程。服药期间除配合练功外停用其他药物或疗法。

【功效主治】舒筋通络，祛瘀行痹，止痛，滑利关节。主治肩周炎。

病例验证

用此方治疗肩周炎患者3例，均收到良好的效果。

桂枝红枣通脉汤

【处方组成】桂枝、红枣、姜黄、羌活各15克，生姜、甘草各10克，白芍、桑枝各30克。

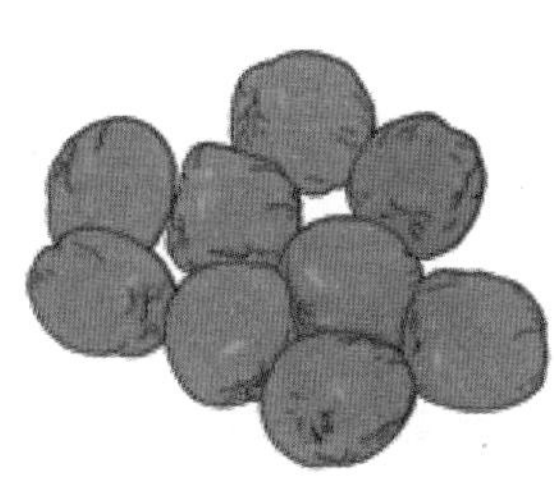

红枣

【用法用量】每日1剂，水煎服。

【功效主治】助阳通脉，散寒止痛。主治肩周炎。

【加减】痛甚者，加蜈蚣2条，全蝎6克；疼痛向项背或前臂、上臂放散者，加海桐皮、威灵仙各15克。

病例验证

用此方治疗肩周炎患者30例，痊愈20例，显效8例，无效2例，总有效率为93%。

川乌细辛糊

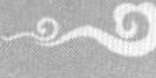

【处方组成】川乌、草乌、细辛、樟脑各90克，冰片10克，老陈醋适量。

【用法用量】将上方前五味药分别研为极细末后，混合均匀备用。用时，根据疼痛部位的大小，取药末适量，用老陈醋调成糊状，均匀敷在压痛点上，厚0.5～0.7厘米，外裹纱布，然后用热水袋热敷20～30分钟，每日1～2次。

【功效主治】肩周炎。

病例验证

用本方治疗肩周炎患者48例，其中治愈42例，显效4例，无效2例。

颈椎病

颈椎病是一种颈椎椎间关节的退行性病变，髓核突出、骨刺、椎管狭窄等，可压迫周围的脊髓、神经根、血管等，而形成颈椎病。以外伤、劳损及姿势异常为其诱因，发病时常伴有头颈肩部疼痛、上肢麻木、肌肉无力、眩晕等，压迫交感神经可产生头晕、眼花、耳鸣、心律不齐、步履蹒跚、汗出异常，压迫食道可引起吞咽困难等症状。本病患者多为老年人。

当归葛根汤

【处方组成】当归、葛根各20克，赤芍15克，川芎、桃仁、红花各10克，鸡血藤30克，川牛膝18克，桂枝6克，地龙、威灵仙各12克，全蝎8克。

【用法用量】每日1剂，水煎服。30日为1个疗程。

【功效主治】活血通络，除痹止痛，主治颈椎病。

病例验证

用此方治疗颈椎病患者80例，显效42例，有效34例，无效4例，总有效率为95%。

当归通络汤

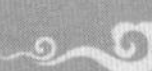

【处方组成】当归、酒白芍各15克，鸡血藤30克，苦草、通草各6克，细辛3克，桂枝、川芎、姜黄、淫羊藿、巴戟天各10克。

【用法用量】每日1剂，水煎服，日服2次。15日为1个疗程。

【功效主治】活血通络，补肾助阳。主治颈椎病。

病例验证

用此方治疗颈椎病80例，痊愈41例，好转20例，有效12例，

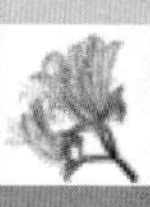

无效7例。治疗时间最短1个疗程，最长4个疗程。

生草乌细辛药液

【处方组成】生草乌、细辛各10克，洋金花6克，冰片16克，50%酒精500毫升。

【用法用量】先将前3味药研末，用50%酒精300毫升浸入，冰片另用50%酒精200毫升浸入。每日搅拌1次，约1周后全部溶化，滤净去渣，将二药液和匀，用有色玻璃瓶贮藏。每次用棉球蘸药液少许涂痛处或放痛处片刻，痛止取下。每天2～3次。

【功效主治】祛风散寒，通络止痛。主治颈椎、腰椎及足跟骨质增生，老年骨关节炎疼痛等。

病例验证

尤某，女，63岁。脚跟疼痛2个月，影响走路，经骨科检查诊为跟骨骨刺。予本方外用，当天痛减，1周后疼痛缓解。

白芍丹参汤

【处方组成】白芍、丹参、葛根各30克，钩藤(后下)、夜交藤、茯苓各20克，白僵蚕、全蝎、法半夏、天麻、桂枝、生甘草各10克。

【用法用量】每日1剂，水煎，分2～3次服。10日为1个疗程。疗程间停药2～3日，再行下1个疗程。

【功效主治】颈椎病。

病例验证

用此方治疗颈椎病患者81例，服药1~3个疗程治愈76例，显效3例，无效2例。

葛根灵仙舒筋汤

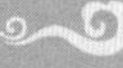

【处方组成】葛根24克，伸筋草、白芍、丹参各15克，秦艽、威灵仙、桑枝、鸡血藤各12克。

【用法用量】每日1剂，水煎，分早晚2次温服。药渣用布包煎汤，早晚用毛巾蘸药热敷颈部及肩部肌肉，每次20分钟，10日为1个疗程。

【功效主治】祛风散寒除湿，舒筋活血，强筋壮骨。主治各型颈椎病。

病例验证

用此方治疗患者3例，均获痊愈。

足跟痛

足跟痛也叫跟痛症。该病多发于40～60岁老年人，尤以老年妇女发病居多。它是由足跟骨质、关节、滑囊、筋膜等处病变引起，如扁平足、急性滑囊炎、跟骨骨刺、跟骨类风湿病变等；脚掌痛除扁平足原因外，也因足横弓过度疲劳、慢性损伤所致。起病缓慢，多为一侧发病，早起站立时疼痛较重，行走片刻后稍好，但行走过久，疼痛复又加重。

大黄独活药液

【处方组成】大黄、黄柏、威灵仙、独活、牛膝、透骨草各30克，芒硝5克，陈醋250毫升。

【用法用量】上方前6味药物用纱布包好，加冷水约3000毫升，煎开约半小时后取出药包，把药液倒入盆内，加入芒硝、陈醋搅匀。熏洗时先以热气熏蒸，并用毛巾蘸药交替热敷痛处，待水温降至50℃～60℃时，将患足浸入盆内浸洗。若水温下降可加温再洗，每次洗约1小时。每日1～2次。

【功效主治】活血祛瘀，软坚散结，除湿通络。主治各种原因引起的足跟痛。

病例验证

余某，女，49岁。双足跟痛1月余，加重2天，跟底部压痛明显。X线检查提示：双足跟骨向前形成骨刺，用上方2剂后疼痛明显减轻，肿胀已消，4剂后无疼痛，随访无复发。

熟地山药汤

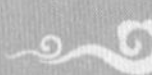

【处方组成】熟地黄、山萸肉，桑寄生、木瓜各12克，山药、白芍各25克，牛膝9克，甘草10克。

【用法用量】每日1剂，水煎服。15日为1个疗程。

【功效主治】补益肝肾，强筋健骨。主治老年人足跟痛(肝肾精血亏损)。

病例验证

治疗老年人足跟痛47例，痊愈29例，好转14例，无效4例，总有效率为91.5%。

艾叶冰片汤

【处方组成】艾叶、炙川乌、炙草乌、威灵仙、川牛膝、川黄柏、三棱、莪术各20克，海桐皮、透骨草各30克，红花、肉桂、冰片各15克。

【用法用量】上药(除冰片外)放入较大容器内，加水浸没半小时至1小时，再加水适量，煮沸后再煮15~20分钟，去渣留汤。加入冰片搅匀，趁热将患足置于盆上熏蒸，待药汤降温适度，放入患足外洗，时间超过半小时。每日1次，每剂用2次，10次为1个疗程。

【功效主治】活血破瘀，温经除湿。主治各种原因引起的足跟痛。

病例验证

李某，女，56岁。右足底部压痛，局部不肿，X线检查：未见骨折，无跟骨骨刺。给予上法，3天后疼痛明显减轻，再用10天后，疼痛消失，行走自如。

苏木红花汤

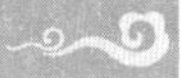

【处方组成】苏木、透骨草、红花、七叶一枝花各30克。

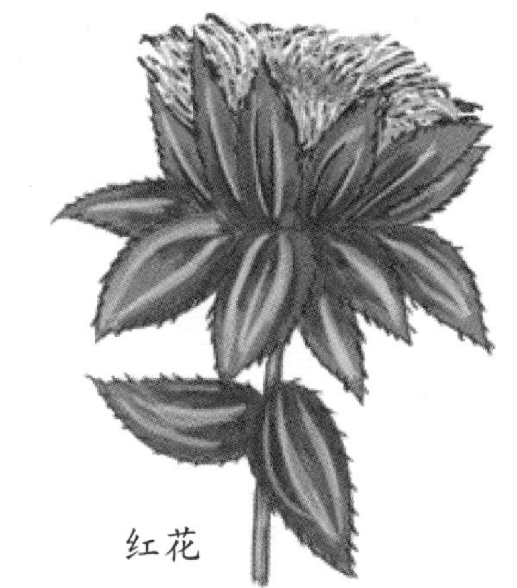

红花

【用法用量】水煎汤加食醋泡洗患处。

【功效主治】足跟痛。

病例验证

用此方治疗足跟痛患者2例，均获治愈。

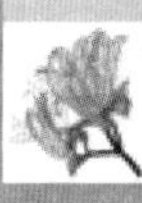

骨质增生

骨质增生是40岁以上的中年人出现的不同程度、不同部位的骨组织增生性病变。人到中年以后由于体质虚弱，骨质退行性变，加之长期站立、行走或长时间的持于某种姿势，肌肉牵拉或撕脱出血，血肿肌化，致骨边缘形成刺状或唇样的骨质增生。其疼痛部位一般为腰椎、胸椎和颈椎，表现为腰痛，严重时腰伸不直，腰痛难忍，翻身与站立都困难，而且会伴有头晕、头痛、颈部活动不便、僵硬感觉等。

鹿衔草乌梅汤

【处方组成】鹿衔草、白芍各20克，威灵仙12克，乌梅、赤芍、骨碎补各10克，鸡血藤15克，甘草5克。

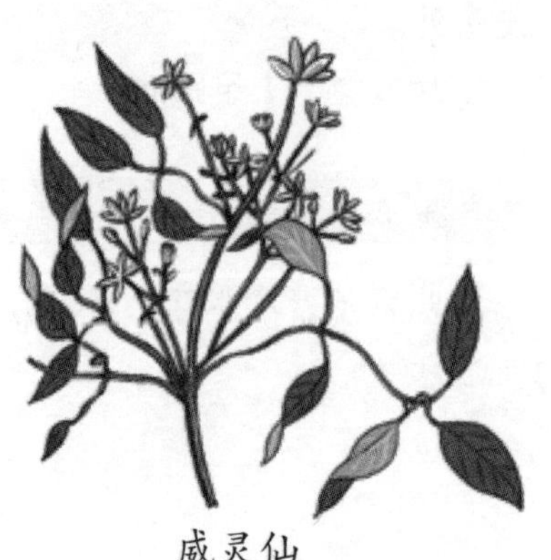
威灵仙

【用法用量】每日1剂，煎服2次。药渣外敷，15日为1个疗程，服2个疗程。

【功效主治】骨质增生症。

【加减】肝肾亏虚型，加桑寄生、木瓜、黄连；寒湿阻滞型，加桂枝、制川乌、当归；气滞血瘀型，加乳香、红花。颈椎病变者，加葛根、羌活；胸椎病变者，加狗脊、穿山甲；腰椎病变者，加杜仲、牛膝；骶髂关节病变者，加当归；膝关节病变者，加白芷、桑枝；跟骨病变者，加川芎、槟榔；并发坐骨神经痛者，重用白芍。

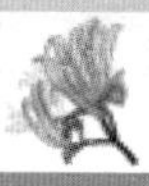

病例验证

用此方治疗骨质增生症患者272例，服药2~3个疗程后，均获得良好效果。

象牙砂仁强筋丸

【处方组成】象牙100克，砂仁（后下）15克，独活20克，赤芍、怀牛膝、当归尾、淫羊藿、鸡血藤、莱菔子各30克，熟地70克，肉苁蓉20克，骨碎补50克，白蒺藜60克。

【用法用量】上药共为细末，炼蜜为丸，每丸重10克，早晚各服1丸。每服1丸后，吃蒸熟鹅蛋1个。

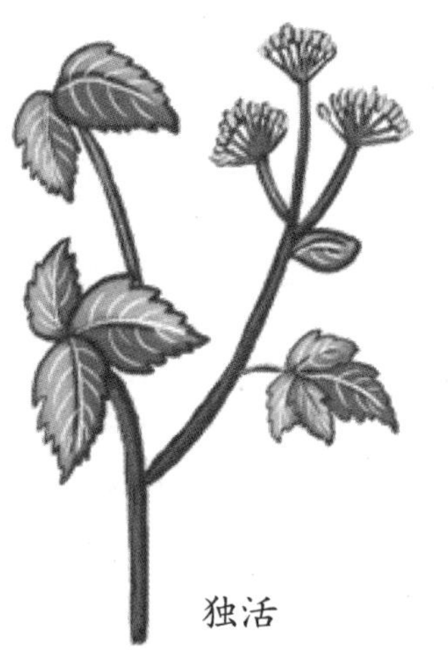

独活

【功效主治】补肾强筋，活血止痛。主治骨质增生症。

病例验证

裴某，男，老人。脚跟疼痛已半年，经某医院X线检查诊断为骨质增生。服用此方1料，药完病愈，随访未复发。

当归白芍糊

【处方组成】全当归、白芍各40克，川芎、炒艾叶、地龙、炙川乌、五加皮、木通、川花椒、萆薢、防风各30克，生姜汁100毫升，陈醋适量，冰片5克。

【用法用量】上药共研为极细末后，加入姜汁、陈醋成糊状，贮瓶内备用。用时，以此药糊敷患处，每日换药1次。1剂药一般可用2～3日，2剂药为1个疗程。

【功效主治】骨质增生。

病例验证

用此方治疗骨质增生患者65例，用药1～3个疗程治愈61例，显效3例，无效1例，总有效率为98.4%。

腰肌劳损

腰肌劳损是指腰部肌肉组织因疲劳过度发生炎性反应或退行性变而出现的慢性持续性或间歇性腰痛。常因外力经常、反复、持续地牵拉、挤压震荡腰部，超过了人体肌肉的代偿能力而引起。表现为持续性的腰疼，休息减轻，劳累加重，弯腰稍久，腰痛加剧。有时叩击腰部时腰疼减轻，腰部有痛点。本病症多见于女性、青少年刚参加工作和长期从事手工劳动者，多发于腕背部或腕掌侧，起病缓慢，症状轻微。

杜仲威灵仙汤

【处方组成】杜仲20克，威灵仙15克。

【用法用量】分别研粉，后混合拌匀。再取猪腰子1~2个(猪肾脏)破开，洗去血液，放入药粉，摊匀后合紧，共放入碗内。加水少许，用锅置火上久蒸，吃猪腰子，饮汤。每日1剂。

【功效主治】补肾强骨，除湿止痛。主治腰肌劳损。

【宜忌】孕妇忌用。

病例验证

李某，男，54岁。因腰肌劳损而腰痛，劳动后加剧。予投以上方，服用5剂而愈。随访未见复发。

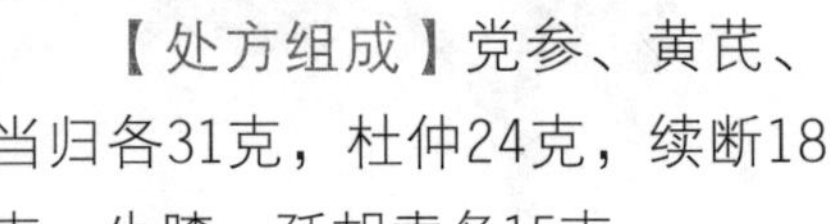

党参黄芪汤

【处方组成】党参、黄芪、当归各31克，杜仲24克，续断18克，牛膝、延胡索各15克。

【用法用量】每日1剂，水煎服。

【功效主治】补肾益精，补气活血。主治腰肌劳损(肾虚气弱，瘀血阻络)。

【加减】肾阴虚者，加生地、黄柏；肾阳虚者，加肉桂、附片；脾肾两虚者，加砂仁、炒谷芽、肉豆蔻、山药。

病例验证

用此方治疗腰肌劳损患者106例中，痊愈101例，好转5例，总有效率为100%。

黄芪益气汤

【处方组成】黄芪40克，鹿角霜、白术20克，当归、骨碎补、螃蟹、枸杞子各10克，地鳖虫、没药各6克，生麦芽15克。

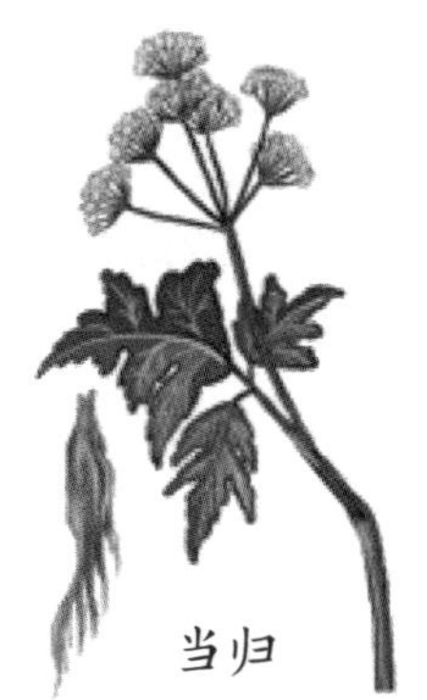

当归

【用法用量】每日1剂，水煎服，分2次服。将热药渣敷腰部，10日为1个疗程。

【功效主治】益气通督，破瘀壮筋。主治腰肌劳损，肝肾亏虚。

病例验证

用此方治疗腰肌劳损12例，均收到较好疗效。

延胡索强腰散

【处方组成】延胡索15克，马钱子6克，徐长卿、杜仲、牛膝、安息香、卷柏各10克，重楼8克。

【用法用量】取马钱子用麻油炸黄，研细；其他药合研细末，与马钱子混匀；过80目筛，装瓶备用。每次3克，日服2次，温开水冲服。12日为1个疗程。根据伤痛的轻、中、重结合病程的长短应用1～2个疗程。

【功效主治】强腰通络，利湿消肿，行气止痛。主治腰肌劳损。

病例验证

用此方治疗腰肌劳损患者218例，痊愈180例，好转30例，无效8例，总有效率为96.3%。

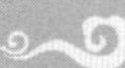

跌打损伤

本病多因外伤所致肌肤、关节活动功能障碍，局部瘀血疼痛或出现紫斑的病症，其病理为瘀血阻络、气血不通，治以活血化瘀、舒筋通络。

生地桃仁汤

【处方组成】生地黄、赤芍、当归尾、白术、泽泻各9克，红花、制乳香、制没药、荆芥各4.5克，五加皮、桃仁、苏木各6克。

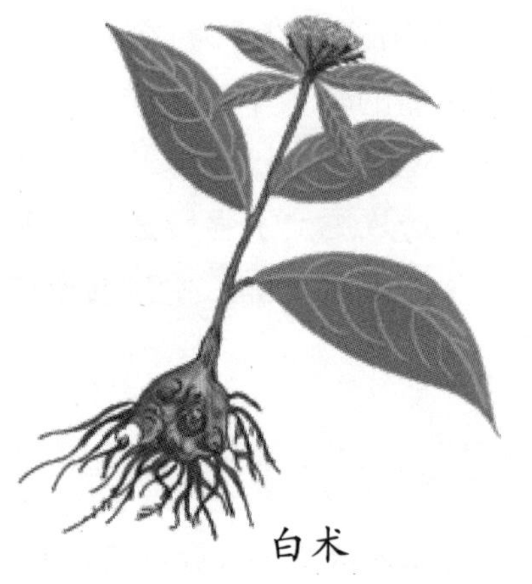

白术

【用法用量】每日1剂，水煎服。

【功效主治】活血化瘀。主治跌打损伤，蓄瘀作痛。

病例验证

用此方治疗跌打损伤12例，一般用药3~5剂即获治愈。

虫生大黄丸

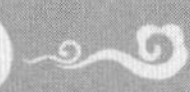

【处方组成】地鳖虫500克，生大黄、红花、田三七各250克，制马钱子100克，蜂蜜适量。

【用法用量】将前五味药分别研为极细末，过120目筛，用蜂蜜将上药末和匀，制成蜜丸，每丸重6克。每次1丸，早、晚各服1次，用黄酒或白开水送服。5日为1个疗程。

【功效主治】跌打损伤。

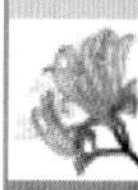

病例验证

用此方治疗跌打损伤患者226例，用药1~3个疗程治愈215例，显效11例。

生草乌醋液

【处方组成】生草乌、生川乌、生半夏、生栀子、生大黄、生木瓜、羌活、独活、路路通各40克，生蒲黄、樟脑、苏木各30克，赤芍、红花、生胆南星各20克，白酒3500毫升，米醋750毫升。

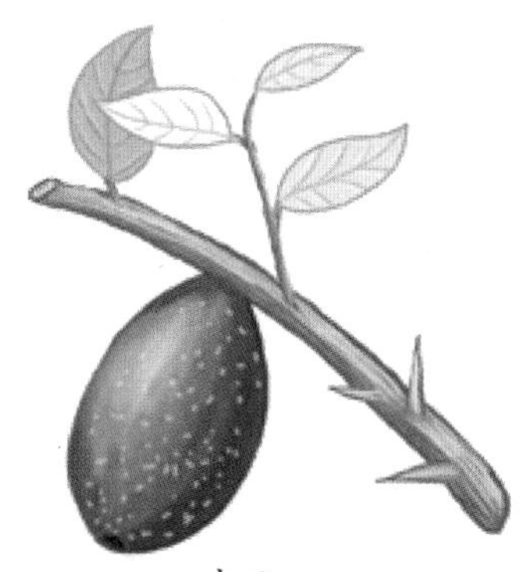

木瓜

【用法用量】上药在酒醋液中浸泡，严密盖闭7天。随后装入瓶中备用。在受伤局部热敷或熏洗后涂擦本品，可结合推拿或自我按摩使用，效果更佳。每日3～5次。

【功效主治】活血舒筋，祛风通络。主治筋络挛缩，筋骨酸痛，风湿麻木。

病例验证

用此方治疗患者6例，均收到了不同的良效。

生大黄白酒糊

【处方组成】生大黄、生栀子、姜黄、地鳖虫各150克，生川乌、生草乌、生南星、生半夏各100克，三七、乳香、没药、青皮、陈皮各50克。

【用法用量】将上药共研为极细末，装入瓶内备用。用时，根据受伤部位大小，取药末适量用白酒调匀外敷患处，每日3～4次。外敷药后局部用热水袋外烫药物，效果更佳。

【功效主治】跌打损伤。

病例验证

用此方治疗跌打损伤患者567例，一般用药2～5次，均可获得治愈。

急性腰扭伤

急性腰扭伤是一种常见的软组织损伤。常因姿势不正，用力不当或外力撞击过猛所致。腰肌扭伤后一侧或两侧立即发生疼痛，有的可以在受伤后半天或隔夜才出现疼痛。症见腰部活动受限，静止时疼痛稍轻，活动或咳嗽时疼痛较甚等。检查时局部肌肉紧张、压痛及牵引痛明显，无瘀肿现象(外力撞击者除外)。

红花木瓜壮腰汤

【处方组成】红花、桃仁、羌活、赤芍、续断、木瓜、小茴香、补骨脂各9克，炒杜仲15克。

【用法用量】每日1剂，水煎，分2次服。饭前服用，以黄酒为引。

【功效主治】补肾壮腰，理气止痛。主治急性腰扭伤。

病例验证

董某，女，49岁。因背麻袋腰部扭伤，疼痛如腰折，不能转侧，夜间加剧，由3人扶持来诊。查腰部活动受限，腰骶部压痛明显。予此方配合以手法治疗，服药3剂而痊愈。

大黄丹参药液

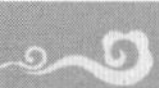

【处方组成】生大黄30克，丹参20克，槟榔15克，生姜10克，三七(研末冲服)6克。

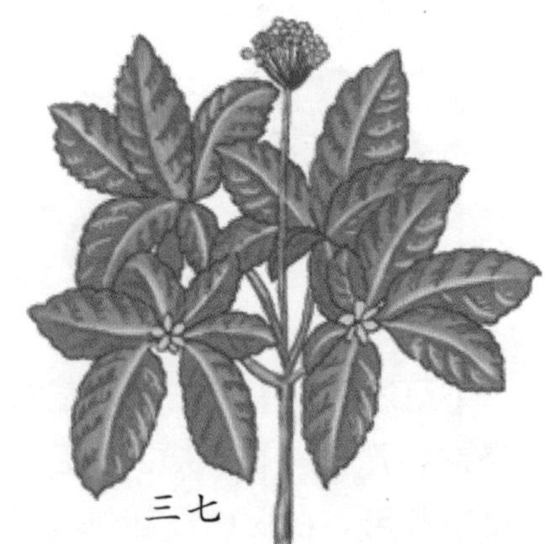

三七

【用法用量】将上药水煎3次后合并药液，分早、晚2次用黄酒送服。每日1剂。

【功效主治】急性腰扭伤。

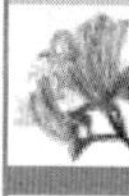

病例验证

用此方治疗急性腰扭伤患者135例，服药最少者3剂，最多者10剂，均获治愈。

酒送服虫末

【处方组成】土鳖虫若干个。

【用法用量】研细末，备用。用时取药末1.5克，用红花酒或白酒30～50毫升送服。每天1次，一般3～5天痊愈。

【功效主治】腰扭伤。

【宜忌】每次用量不宜超过1.5克，孕妇忌用。

病例验证

余某，男。因不慎扭伤腰部，局部肿胀、疼痛，行走艰难，下肢麻木不能动。即用上药治疗，2天后痛止、肿消，痊愈。

丹皮杜仲汤

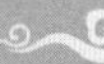

【处方组成】牡丹皮、杜仲、赤芍、川续断、延胡索各15克，泽兰、牛膝、红花、桃仁、苏木、台乌药各10克，三七、乳香、没药各9克，生甘草6克。

【用法用量】每日1剂，水煎，分2～3次服。

【功效主治】急性腰扭伤。

病例验证

用此方治疗急性腰扭伤患者78例，用药2～8剂，均获治愈。

车前子麻黄汤

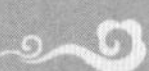

【处方组成】车前子（包煎）15克，麻黄、甘草各6克，荆芥、地鳖虫、牛膝各9克。

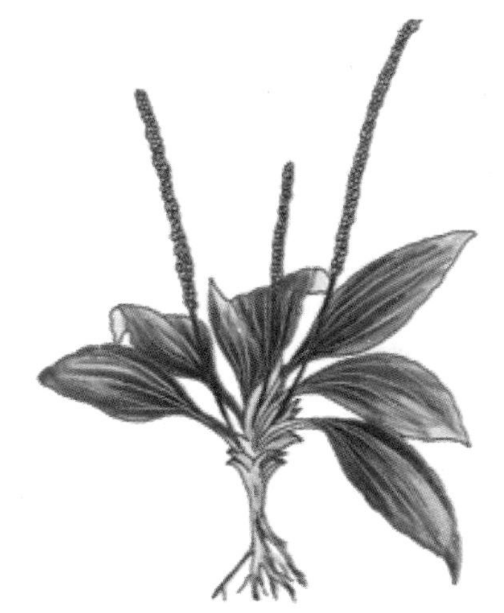

车前子

【用法用量】每日1剂，水煎服，分2次服。

【功效主治】活血通经，消肿止痛。主治急性腰扭伤(瘀阻经脉)。

腰椎间盘突出症

本病是指腰椎间盘发生退行性病变以后，因某种原因(损伤、过劳等)致纤维环部分或全部破裂，连同髓核一并向外膨出，压迫神经根或脊髓引起腰痛和一系列神经症状的病症。疼痛，特别是根性疼痛为腰椎间盘突出症的主要症状，一方面，应用常规骨科止痛药往往无效，而对于疼痛剧烈或较重的早期病例，手法治疗多难以耐受，有些甚至引起症状加重；另一方面，应用麻醉或激素类药物虽然大部分效果明显，但有较多副作用。

独活党参汤

【处方组成】独活、党参、续断、菟丝子、桂枝、仙茅、淫羊藿、狗脊、黑芝麻各12克，桑寄生、鸡血藤、黄芪、青风藤各20克，白芍、甘草各10克。

【用法用量】每日1剂，水煎服。

【功效主治】益肝肾，祛风湿，壮筋骨，除痹痛。主治腰椎间盘突出症。

病例验证

此方对腰椎间盘突出日久者有较好的效果。

乌梢蛇蜈蚣汤

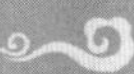

【处方组成】乌梢蛇12克，蜈蚣10克，全蝎5克，细辛6克。

【用法用量】将上药共研为极细末后，分成8包，首日上、下午各服1包，继之每日1包。1周为1个疗程。

【功效主治】腰椎间盘突出症。

病例验证

用此方治疗腰椎间盘突出症

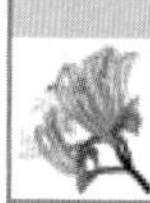

患者82例，用药1～2个疗程，治愈80例，有效2例，总有效率为100%。

当归杜仲丸

【处方组成】全当归、菟丝子、杜仲、川续断、鸡血藤、骨碎补、白芍各60克，延胡索、威灵仙、木瓜、细辛、狗脊各45克，核桃仁、黑芝麻各200克，广木香、香附各30克，蜂蜜适量。

【用法用量】将上药分别研为极细末，过120目筛，混合均匀，炼蜜为丸，每丸重8克。每次服1丸，每日3次，取黄酒或白开水送服。1料为1个疗程。

【功效主治】腰椎间盘突出症。

病例验证

用此方治疗腰椎间盘突出症患者66例，其中1~3个疗程治愈61例，显效4例，无效1例。

核桃仁活血丸

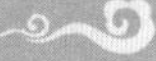

【处方组成】核桃仁、黑芝麻各210克，骨碎补45克，川续断、木瓜、延胡索各30克，杜仲、菟丝子、当归各60克，香附15克。

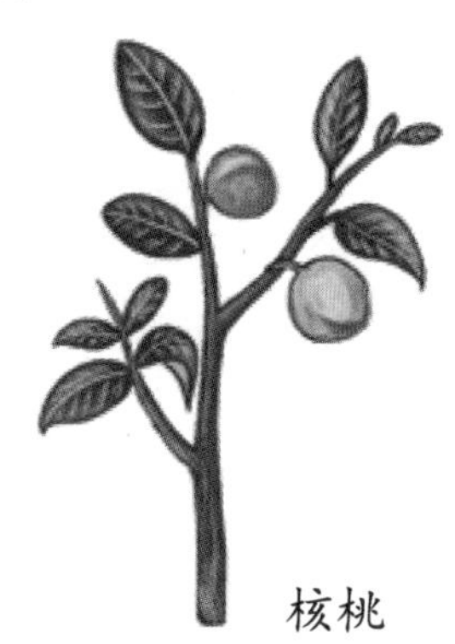

核桃

【用法用量】 上药除核桃仁、黑芝麻外，均晒干、碾碎过筛待用。将黑芝麻于碾槽内碾碎，再放入核桃仁一起碾，当用手摸无颗粒时，与药面一起倒入盆中，以炼蜜250克分数次加入盆内搅拌，反复揉搓成团块，取团块7克制成药丸。冬天可装入瓶内贮存，夏天制成蜡丸或用油纸单包装入瓷盆放阴凉处。每次服1丸，每日服2次，黄酒20毫升冲服。连服完100丸为1个疗程。

【功效主治】补益肝肾，理气活血。主治腰椎间盘突出症(肝肾亏虚，气滞血瘀)。

病例验证

用此方治疗腰椎间盘突出症15例，痊愈14例，显效1例，总有效率为100%。

独活秦艽通络汤

【处方组成】独活、秦艽、防己、五加皮、川芎、川草乌各10克，威灵仙、赤芍、续断各15克，桑寄生、川牛膝各20克，细辛3克。

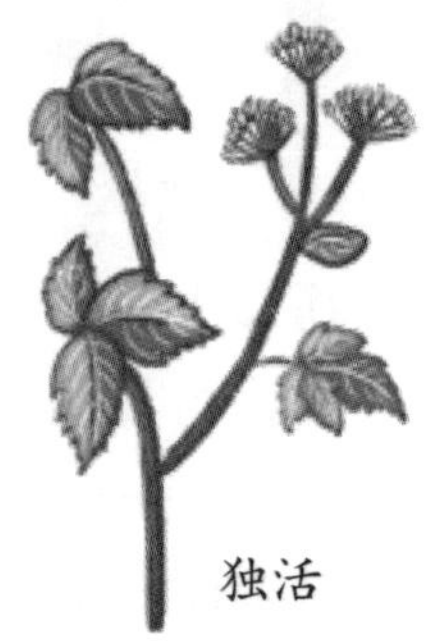
独活

【用法用量】每日1剂，水煎服。1个月为1个疗程，一般服用1~2个疗程。

【功效主治】补肾养肝，祛风除湿，温经通络。主治腰椎间盘突出症，肝肾亏虚，风寒湿痹。

【加减】偏于气虚者，加黄芪、太子参、党参；偏于肾阳虚者，加巴戟天、骨碎补、杜仲；偏于肝肾阴虚者，加女贞子、旱莲草、山萸肉、枸杞子；偏于痰瘀阻络者，加白芥子、南星、半夏、陈皮；偏于血瘀阻络、疼痛较剧者，加全蝎、蜈蚣、白花蛇、三七。

病例验证

黄某，男，59岁。患者腰痛3年余，入冬以来，腰痛加重，其痛沿左臀部向下放射至足跟，下蹲受限，不能坚持工作。行走、坐立均感困难。曾服西药治疗，症状无明显好转。住院治疗，舌淡苔白，脉沉弦略滑。予本方加杜仲、蜈蚣、桂枝、全蝎。连服2周，疼痛减轻，坚持服药月余，疼痛消失，腰部活动自如。

归尾泽兰汤

【处方组成】当归尾、泽兰各12克，赤芍、川楝子、延胡索各9克，制川乌(先煎)6克。

【用法用量】每日1剂，水煎，分2次服，还可取药渣以布包热熨腰部，或加水煎，以药汤洗腰部。

【功效主治】活血化瘀，理气止痛。主治腰椎间盘突出症。

病例验证

用此方治疗腰椎间盘突出症17例，均收到良好效果，总有效率为100%。

第七章

皮肤科验方

皮肤是人体对抗疾病的第一道防线，它具有调节体温、防御微生物的侵袭等作用，但由于皮肤的自然老化，工业发展带来的副产物（如各种有毒有害的物理、化学空气污染物）的增加，现代社会激烈竞争带来的精神压力，等等。这些即使是对正常的皮肤也是一种沉重的负担，这些压力会超越皮肤的自然防御能力，出现种种问题。再加之身体其他病症，使皮肤疾患的表现多样而复杂，如湿疹、痱子、痤疮、冻疮、脱发、白发等，下面为你介绍一些治疗皮肤科疾病的验方，为你解决皮肤的烦心事儿。

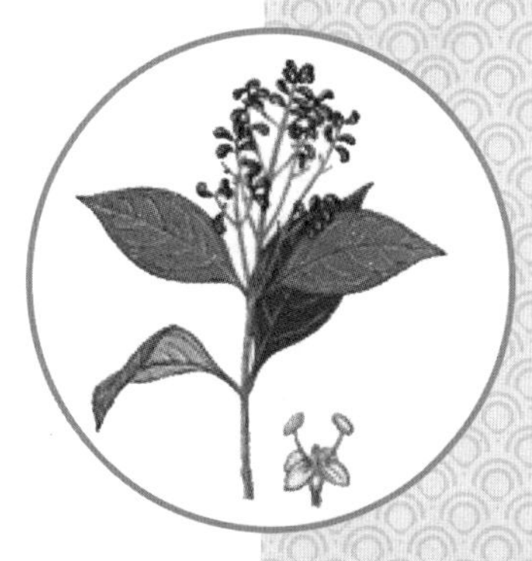

癣

癣是由浅部真菌感染引起的皮肤病。临床上常见有头癣、体癣、股癣、手足癣和花斑癣等。头癣是发生于头部毛发及皮肤的真菌病，表现为头发无光泽，脆而易断，头皮有时发红，有脱屑或结痂。结黄痂致永久性秃发的是黄癣，脱白屑而不损害毛发生长的是白癣，均有传染性。口服灰黄霉素有效，还应配合剃发、清洗和患处涂药。体癣临床表现为皮肤上圆形或钱币状红斑，中央常自愈，周边有炎性丘疹、水疱、鳞屑，自觉瘙痒，中医称之为“圆癣”。股癣以一侧或双侧腹股沟内侧钱币大小圆形或椭圆形红斑、水疱、丘疹，自觉瘙痒为特征，中医称之为“阴癣”。手足癣以手、足部皮肤出现丘疹、丘疱疹、水疱、脱皮、皲裂，自觉瘙痒，反复发作为临床特征，发于手部者为手癣，中医称之为“鹅掌风”；发于足部者为足癣，中医称之为“脚湿气”。花斑癣俗称“汗斑”，以色素减退或增深的斑块，上覆有秕糠状鳞屑为特征，中医称之为“紫白癜风”。癣类疾病的基本病机为湿热化浊，侵蚀肌肤。

鸦胆百部液

【处方组成】鸦胆子(打碎)20克，生百部30克，白酒、醋各250毫升。

【用法用量】上药为治疗一只患手的用量。将药及白酒、醋共放入大口瓶内，密闭，浸泡10日后备用。将患手插入瓶中浸泡(浸泡过程要注意尽量减少药液的挥发)，每次浸泡30～60分钟，每天浸泡2～3次。

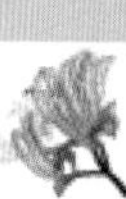

【功效主治】手癣(鹅掌风)。

病例验证

张某，男，48岁，干部。右手鹅掌风已15年，皮肤粗糙，厚如胼胝，入冬皲裂，遇冷水倍感痛楚，影响工作和休息，经多方中西药内服、外擦治疗无效。后按此方先后用药3剂，浸泡30次，患手临床治愈，随访1年，再未复发。

藿香洗剂

【处方组成】藿香25克，生大黄2克，黄精、明矾各10克，白醋500毫升。

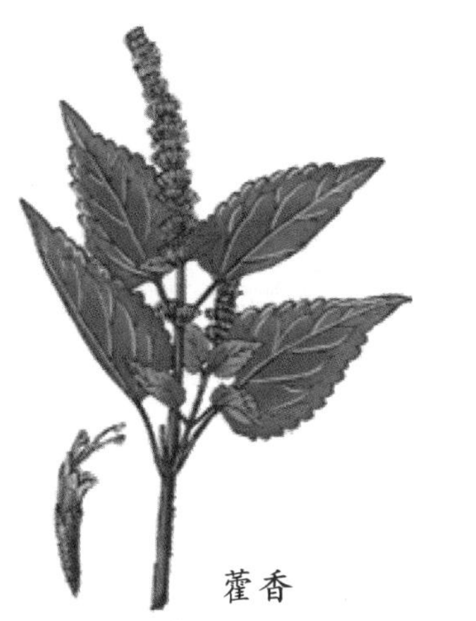

藿香

【用法用量】以白醋浸泡上药24小时，经煮沸冷却后，将患部浸洗3～4小时。用药期间，5日内不用肥皂或接触碱性物质，一般1～2剂即可告愈。

【功效主治】手足癣。

病例验证

张某，女，50岁。患手、足癣，局部起水疱，奇痒。历时三四年，经多方治疗，病情反复不愈，后用上方2剂而愈。随访5年无复发。

苦楝子糊

【处方组成】苦楝子60克。

【用法用量】将上药剥去皮，入锅内炒黄(勿焦)，研末，用熟猪油调成糊，备用。用时先剃光头，每日1次涂头癣处，头发长出后再剃头，再上药，直至治愈。

【功效主治】杀虫灭菌。主治头癣。

病例验证

用此方治疗头癣患者13例，其中治愈9例，好转4例，总有效率为100%。

湿疹

湿疹是由多种内外因素引起的一种过敏性炎症反应皮肤病，分急性、亚急性、慢性3种。不分男女，任何年龄、任何部位均可能患病。急性湿疹常见于头面、耳后、四肢远端、露出部位，以及外阴、肛门等处，多对称分布，表现为红斑、丘疹、丘疱疹、水疱，密集成群，边界不清，有奇痒等；亚急性湿疹多由急性湿疹转来，皮损炎症较轻，以鳞屑和结痂为主，可有轻度糜烂和瘙痒；慢性湿疹由亚急性湿疹转来，病变处皮肤增厚，表面粗糙，覆有少量鳞屑，常有色素沉着，常反复发作，但皮疹消退后，不留永久性的痕迹。中医学认为，湿疹多因风湿热侵入肌肤而成。急性、亚急性以湿热为主，慢性乃因久病耗血所致。

全蝎蒺藜汤

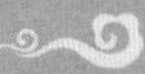

【处方组成】全蝎(打)、猪牙皂、苦参各6克，皂角刺13克，刺蒺藜、炒槐花各16～31克，威灵仙13～31克，白鲜皮、黄柏各16克。

【用法用量】每日1剂，水煎服。

【功效主治】息风止痒，除湿解毒。主治慢性湿疹、慢性阴囊湿疹、神经性皮炎、结节性痒疹等慢性顽固瘙痒性皮肤病。

病例验证

用此方治疗湿疹患者18例，治愈11例，显效6例，无效1例，总有效率为94.4%。

湿疹洗剂

【处方组成】千里光、地肤子、徐长卿、马鞭草、地骨皮、

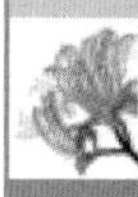

苦参各30克，芒硝（另包后下）、明矾（另包后下）各10克。

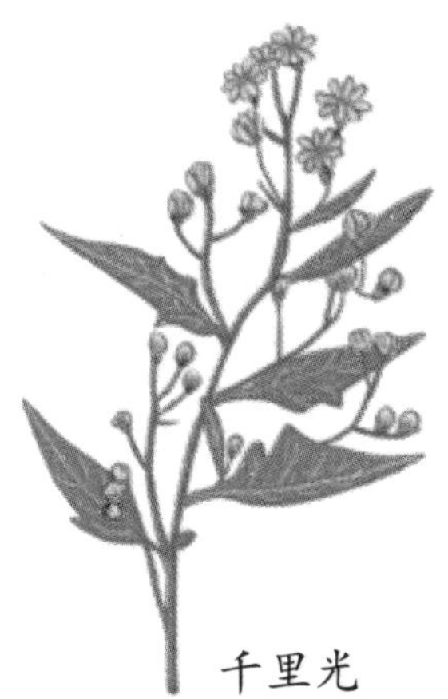

千里光

【用法用量】明矾、芒硝另包后下。其余诸药加水适量煎煮后，再加入明矾、芒硝溶化，用此药液洗浴。

【功效主治】养血清热，祛风除湿。主治湿疹。

病例验证

陈某，男，8岁。全身遍布红色丘疹，有的部位融合成片，痒甚，搔破后皮损处流黄水。无发热，饮食尚佳，大小便正常。脉沉弦数，舌质红、苔黄。属脾虚化热，兼血燥生风，治以养血清热，祛风除湿。即以湿疹洗剂2付，煎洗。首剂洗后痒止，两剂洗后皮损流水停止，疹色转淡，效不更方，再以原方2付煎洗，即获痊愈。

马齿苋药液

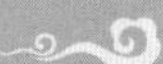

【处方组成】马齿苋60克(鲜马齿苋250克)。

【用法用量】净水洗净后，用水2000毫升煎煮20分钟，过滤去渣(鲜药煮10分钟)。用净纱布6、7层蘸药水湿敷患处。每日2～3次，每次20～40分钟。

【功效主治】清热解毒，除湿止痒。主治急性湿疹、过敏性皮炎、接触性皮炎(湿毒疡)、丹毒、脓疱病(黄水疮)。

病例验证

用此方治疗患者19例，其中治愈11例，好转7例，无效1例，总有效率为94.7%。

痤疮

痤疮是一种毛囊、皮脂腺的慢性炎症。因皮脂腺管与毛孔的堵塞，引起皮脂外流不畅所致。多发生于青春期男女，常伴有皮脂溢出，青春期过后，大多自然痊愈或减轻。其临床表现为颜面、胸背部黑头或白头粉刺、丘疹、脓疱、结节、囊肿及疤痕等皮肤损害。中医称本病为“粉刺”，其基本病机为素体阳热偏盛，加上青春期生机旺盛，营血日渐偏热，血热外壅，气血郁滞，蕴阻肌肤所致。

地公芍药汤

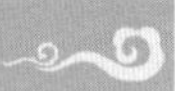

【处方组成】生地黄30克，蒲公英15克，赤芍、牡丹皮、重楼、昆布、夏枯草、海藻、炒莪术、炒三棱各9克。

【用法用量】每日1剂，水煎服。

【功效主治】凉血清热，消痰软坚。主治囊肿性痤疮。

病例验证

李某，男，21岁。患者面部除密集之黑头粉刺外，散在脓疱、囊肿，部分成萎缩性疤痕，另见颌部多处疤痕疙瘩，皮脂溢出明显。颈部、前胸、后背亦见多处相同损害。脉象弦滑，舌质红绛。临床诊断为囊肿性痤疮。予以本方进行治疗，前后数诊，共服药21剂，痤疮之症渐趋轻微，囊肿转平，已不起脓疱。守原方继服1个月，囊肿性痤疮之症明显改善，面容大致趋平。

丹紫黄白汤

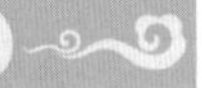

【处方组成】丹参20克，紫草10克，制大黄9克，白花蛇舌草20克，神曲15克。

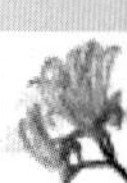

【用法用量】每日1剂，水煎服。

【功效主治】清热解毒，凉血止血。主治青年男女颜面上、胸及背部等皮脂腺发达部位痤疮或伴发丘疹、脓疱者。

【加减】脓疱严重者，加野菊花、连翘各15克，黄芪20克；痒者，加蝉衣1克，同时外涂冰片三黄散(冰片3克，川黄连、生大黄、硫黄各10克，研细末，香油调涂之，日2次)。

病例验证

熊某，男，18岁。面部痤疮2年余，伴发丘疹、脓疮、肿痛，此伏彼起，层出不穷。大便干燥，2～3日一解。予本方服用1周，丘疹、脓疱均减，大便通畅。2周后痤疮旧者渐消，新者未起，脓疮痊愈。

黄芩清肺饮

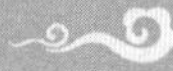

【处方组成】黄芩、天花粉、葛根、生地黄、赤芍、川芎各9克，当归、红花各6克，薄荷1克。

【用法用量】每日1剂，水煎服。

【功效主治】清热滋阴，凉血活血。主治痤疮。

病例验证

丁某，女，21岁。面颊有黑头粉刺，散在红晕，帽针头大之丘疹，且有油性栓子。服上方40剂而愈。

三黄苦参糊

【处方组成】黄芩、黄柏、苦参各15克，黄连5克，甲硝唑10片（0.2克/片）。

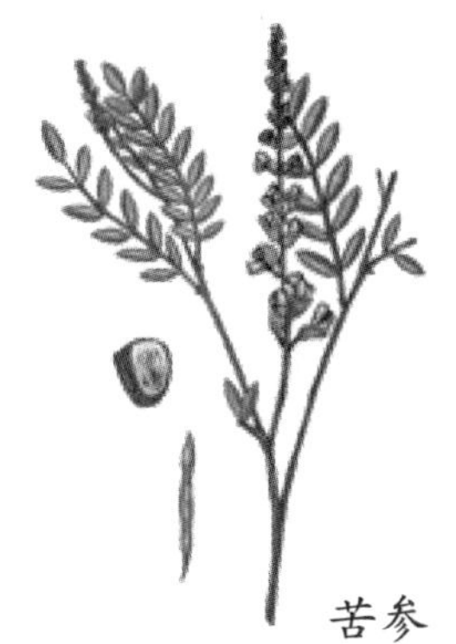

苦参

【用法用量】将前4味药加水煎成150毫升，待药温降至40℃左右，倒进装有300克特级熟石膏粉的器皿内，将甲硝唑研末加入，搅拌成糊状，均匀地覆盖整个面部，5次为1个疗程。

【功效主治】痤疮。

病例验证

用此方治疗痤疮21例，其中治愈16例，好转4例，无效1例。

疥疮

疥疮是疥螨引起的传染性皮肤疾病。此症初起，形如芥子之粒，故名疥疮。大多是因个人卫生不良，或接触疥疮之人而被传染，也有的是因风、湿、热、虫郁于肌肤而引起。一般是由手指处发生，渐渐蔓延到全身，只有头面不易波及。其搔痒过度，会使皮肤破裂，流出血水，结成干痂，其中有虫，日久化脓，又痛又痒，难过至极。内服清热、凉血、散风、解毒的药物，外治也应同时实行。

硫黄花椒汤

【处方组成】硫黄90克，花椒50克，雄黄、白鲜皮、黄柏、蛇床子各30克，苦参40克，青黛、明矾各20克。

【用法用量】上药用水2000毫升，放大砂锅内，用文火煎30分钟，浓缩为1000毫升。每剂连煎4次，每日外洗1次。

【功效主治】解毒杀螨，除风止痒，清热燥湿。主治疥疮。

病例验证

刘某，男，24岁。患疥疮1年，缠绵难愈，舌质红，苔厚腻，脉弦数。治宜解毒杀虫，除湿止痒，用硫黄、花椒汤2剂外洗，洗后患者痒顿减。继用原方1剂，痊愈。

硫黄枯矾块

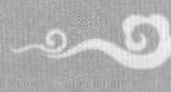

【处方组成】硫黄、枯矾各65克，苍术、白芷、苦参、花椒、蛇床子、防风、荆芥、狼毒、绿豆各30克。

【用法用量】上药(除硫黄)共为细末，过200目筛，将药粉倒入熔化硫黄中，并充分拌匀，冷凝后再研成细粉，加凡士林适量搅匀为面团状，分成每50克一块备用。用时先洗净全身，再用细纱布将药包好，在火上烤至药液浸出，用力涂至患处，再涂全身。每日早、晚各涂1次，连续3天，第4日洗澡，换洗衣被，此为1个疗程。一般1～2个疗程，应停药观察1周，无新皮损出现为痊愈。

【功效主治】祛风除热，利湿杀虫。主治疥疮。

病例验证

治疗1696人，1个疗程治愈者1299人，2个疗程以上治愈者397人，治愈率100%。

矾雄消疥膏

【处方组成】白矾、雄黄各25克，硫黄20克，凡士林80克。

【用法用量】将前3味药共研细面，加凡士林混合调成膏，外涂。

【功效主治】解毒杀虫。主治疥疮。

病例验证

用此方治疗疥疮21例，治愈17例，好转3例，无效1例，总有效率为95.2%。

百部硫黄汤

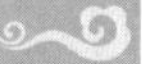

【处方组成】百部、蛇床子、大枫子、藜芦、川黄连、硫黄各30克，川花椒、苦参各15克。

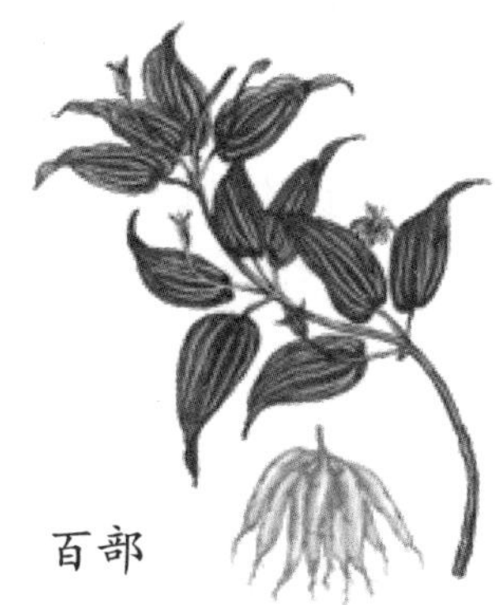

百部

【用法用量】将上药加水2000毫升，煎至1500毫升，睡前外洗患处。1剂药可用2日。

【功效主治】清热解毒，祛风杀虫。主治疥疮。

病例验证

用此方治疗疥疮患者89例，经用药1～2剂后，其中治愈者(瘙痒停止，皮疹消失，经观察1个月未复发者)85例，好转(瘙痒减轻，皮疹减少)3例，无效(瘙痒及皮疹无变化)1例。

脱发

脱发是指头发非生理性脱落的一类疾病，包括斑秃、脂溢性脱发等。其中，斑秃是一种头发突然成片脱落、头皮鲜红光亮、无明显自觉症状的慢性皮肤病，相当于中医的“油风”；脂溢性脱发是指在头皮脂溢性皮炎的基础上发生的头发细软、稀疏、脱落，中医称之为“发蛀脱发”。脱发的基本病机为风盛血燥、气血亏虚、精血不足、气血瘀滞而致发失所养。

生发煎

【处方组成】桃仁、红花、赤芍各9克，川芎5克，当归须10克，麝香0.03克，生姜2片，红枣7枚，葱白3根，黄酒250毫升。

【用法用量】黄酒加适量水，将药倒入浸泡1小时后煎，煮沸后再煎25分钟，去渣，滤取药汁300～500毫升(如有麝香可加入0.03克，再煮10～15分钟后服)，每日煎服2次。

【功效主治】活血化瘀，透络通窍。主治脂溢性脱发、斑秃。

【加减】若阴虚血少者，可加生地黄、熟地黄各15克；肝肾阴亏者，可加枸杞10克，潼蒺藜、白蒺藜各15克。以发为血之余，方中若配何首乌、黑芝麻各20克等养阴生血之品，寓于活血通络之中，通中有补，其效果更为理想。

病例验证

用此方加减治疗脱发31例，其中痊愈23例，好转6例，无效2例，总有效率为93.5%。

菟丝首乌汤

【处方组成】菟丝子、制首

乌、女贞子、桑葚子、旱莲草、熟地黄、枸杞子、茯苓各12克，当归、肉苁蓉各9克。

【用法用量】每日1剂，水煎服。

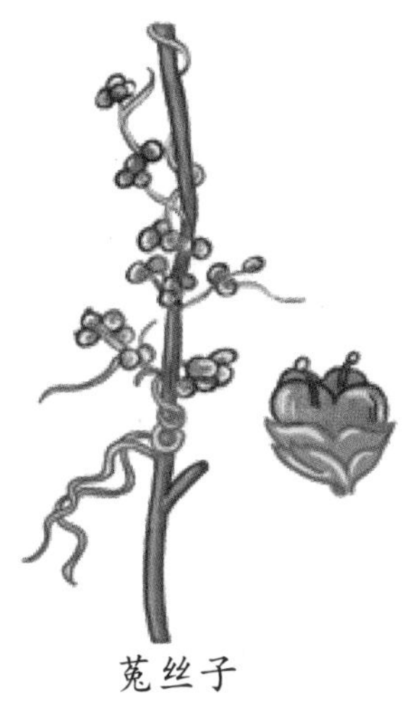

菟丝子

【功效主治】补益肝肾。主治脱发。

病例验证

王某，女，28岁，教师。产后哺乳，夜寐不佳，精神紧张，头发全部脱落，虽四处求治，均未见效。诊其舌脉，未见异常。根据情绪紧张，与肝有关，肝藏血，血少则无以营发故发落。治疗以补肝肾为主，并嘱其停止哺乳。上方服10余剂后，仔细观察，新发生出如汗毛。服至80剂，满头新发乌黑。

病例验证

以此方治疗脱发30例，痊愈7例，好转23例，全部有效。平均服药70天。长发最快为30天。

首乌鸡血藤汤

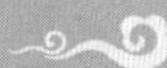

【处方组成】何首乌、鸡血藤、胡桃肉、大胡麻各20克，全当归、枸杞子、侧柏叶、黄精、楮实子各15克，冬虫夏草、炙甘草各10克。

【用法用量】每日1剂，水煎，分2～3次服。半个月为1个疗程。

【功效主治】脱发。

【加减】若失眠多梦者，加柏子仁、酸枣仁、夜交藤各15克；若头晕、耳鸣者，加天麻、菟丝子、覆盆子、野菊花各10克；若头皮瘙痒、脱屑者，加白蒺藜、生地黄各12克。

病例验证

用此方治疗脱发患者93例，其中治愈86例，好转5例，无效2例。用药时间最短1个疗程，最长5个疗程，平均2.7个疗程。治疗过程中未见不良反应。

银屑病

银屑病又称牛皮癣，是一种常见的慢性炎症性皮肤病，常发于头皮和四肢，尤其是肘和膝关节附近，临床表现以浸润性红斑及多层银白色鳞屑的血疹或斑片为主，病程缓慢，有多发倾向。如果刮去鳞屑及其下面的发亮薄膜后有点状出血，有痒感，常于夏季减轻或自愈，冬季复发或恶化。银屑病病程长，病情变化多，时轻时重，不易根治。根据临床症状不同，可分为寻常型、脓疱型、关节病型和红皮病型。中医称本病为“白疕”“干癣”“松皮癣”，其基本病机为营血不足，化燥生风，肌肤失养。

九味消银散

【处方组成】白花蛇舌草、乌梢蛇各60克，三七粉、苦参各50克，白鲜皮、土槿皮、赤芍、丹参、当归各30克。

【用法用量】将上药共研为细末，装入0.3克胶囊。用药头3日每日1粒；用药第4～6日，每日3次，每次2粒；以后为每日3次，每次2粒，均为饭后服用。20天为1个疗程。

【功效主治】清热解毒，凉血活血。主治银屑病。

病例验证

用此方治疗120例，结果痊愈89例，有效23例，无效8例，总有效率为93.4%。

板蓝根苦参汤 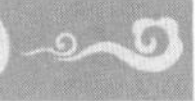

【处方组成】板蓝根、苦参、土茯苓、丹参、赤芍各15克，威灵仙、乌梢蛇、七叶一枝花、射干、白鲜皮各10克，蝉蜕6克，蜈蚣5条。

【用法用量】每日1剂，水煎，分2～3次服。5剂为1个疗程。

【功效主治】银屑病。

病例验证

用此方治疗银屑病患者105例，经用药3～5个疗程后，其中治愈88例，显效10例，有效5例，无效2例，总有效率为98.1%。

生地赤芍汤

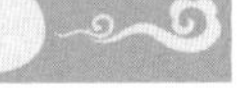

【处方组成】赤芍9克，生地黄、牡丹皮、紫草、金银花、知母各15克，土茯苓、生薏苡仁、生石膏（先煎）各30克，蛇蜕12克，黄连、荆芥炭、生甘草各6克。

【用法用量】每日1剂，水煎服。

【功效主治】清热解毒，凉血利湿。主治银屑病。

病例验证

李某，女，18岁。全身红斑、瘙痒不堪而来诊治。诊断为银屑病进展期，辨证属热入血分，气血两燔，予以本方治疗。服药2剂则皮疹颜色变淡，瘙痒明显减轻，6剂痊愈。

生元饮

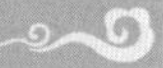

【处方组成】生地黄、玄参、板蓝根各15克，栀子、紫花地丁、贝母、土茯苓各12克，野菊花、桔梗、当归、赤芍、天花粉各10克，甘草6克。

【用法用量】每日1剂，水煎服。

【功效主治】清营解毒，清热活血。主治银屑病。

病例验证

林某，男，46岁，干部。患者因感冒后四肢伸侧及背部出现红色皮疹20天，皮损见上述部位有绿豆大丘疹及斑片，上覆银屑。舌红紫，脉弦滑。经服生元饮15日后，皮损色淡，鳞屑减少，新疹停止出现。21天后，背及前臂大部分皮损消退。33天后临床痊愈。

酒渣鼻

酒渣鼻是面部中央和鼻部红赤，并伴有局部组织增生肥厚的皮肤病。多见于中年男女，其临床特征为颜面中央部、鼻部潮红、丘疹、脓疱，并伴有局部毛细血管扩张，皮脂腺和结缔组织增生。中医称本病为“酒糟鼻”，其基本病机为肺胃之火上攻，血瘀成齄。

桑白皮枇杷叶汤

【处方组成】桑白皮、枇杷叶（包煎）、赤茯苓、车前子（包煎）、鱼腥草、厚朴、玄参、麦冬各15克，葶苈子、生石膏（先煎）、黄芩各20克，熟大黄10克，枳实12克。

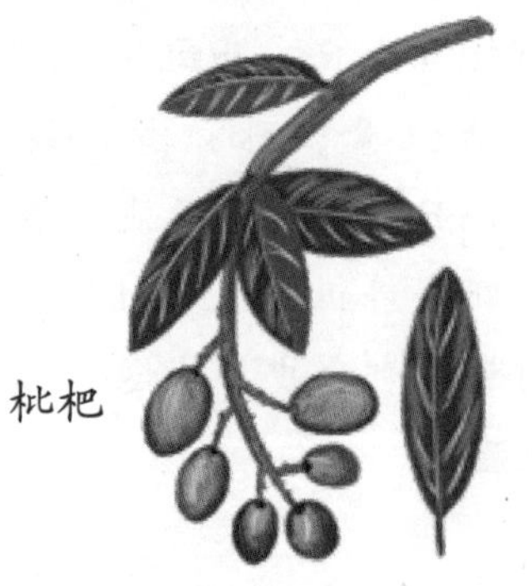
枇杷

【用法用量】每日1剂，水煎，餐后服。丘疹、脓疮者用药渣再煎取液，湿敷患处。15日为1个疗程。

【功效主治】酒渣鼻。

【宜忌】禁烟酒、辛辣及肥甘厚腻之品。

病例验证

用此方治疗酒糟鼻163例，其中治愈141例，明显好转22例，总有效率为100%。

百部解毒液

【处方组成】百部、95%酒精各适量。

【用法用量】将百部用水洗净，泡于95％酒精中，比例为1克百部用2毫升酒精，一般泡5～7日即可搽用。每日搽2～3次，1个月为1个疗程。

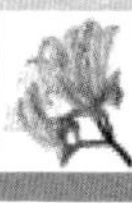

【功效主治】解毒杀虫。主治酒渣鼻。

病例验证

用此方治疗酒糟鼻患者13例，其中痊愈5例，显效7例，好转1例。经3个月随访，治疗效果稳定，治疗中未见过敏反应。

酒渣膏

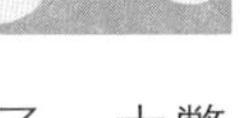

【处方组成】大枫子、木鳖子、樟脑粉、核桃仁、蓖麻子、水银各等份。

【用法用量】诸药研成细末，加水银调成糊状。局部清洗后，将调好的药膏薄薄涂上一层。晚上用药，翌晨洗去，隔日1次，连用2周为1个疗程。

【功效主治】杀虫润肤，通络散结。主治酒渣鼻。

病例验证

牛某，男，45岁。患酒渣鼻14年，皮损除鼻尖外，鼻翼部、颏部及前额部均延及。用本方治疗，用药1个疗程告愈，随访2年，未见复发。

银花生地饮

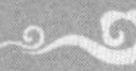

【处方组成】金银花30克，生地黄、生石膏（先煎）各15克，川芎、枇杷叶（包煎）、桑白皮、黄芩、栀子各10克，陈皮、桃仁、红花、赤芍、甘草各9克。

【用法用量】每日1剂，水煎服。

【功效主治】泻肺清热，凉血活血化瘀。主治酒渣鼻。

【加减】如皮损以红斑为主者，重用凉血活血的生地黄、赤芍、红花，并加用牡丹皮、白茅根、七叶一枝花、白花蛇舌草等药；皮损以红斑丘疹为主者，重用清热解毒的金银花，加蒲公英、紫花地丁，去其毒热以救其急；晚期鼻部肥厚增大者，加丹参、牡蛎、川贝母，软坚散结；便秘者，酌加大黄、玄明粉、枳壳；饮酒引起复发者，加葛花，以解酒毒。

病例验证

用此方治疗酒渣鼻20例，治愈14例（皮疹消失，皮肤颜色恢复正常为治愈）；显效3例（丘疹、脓疱消失，皮肤颜色大部恢复正常为显效）；有效1例（丘疹、脓疱消失，皮肤颜色或淡红色为有效）；无效2例（丘疹、脓疱只能被控制但不能消失，皮肤颜色无变化为无效）。总有效率为90%。服药最少者15剂，最多30剂。

黄褐斑

黄褐斑俗称肝斑、妊娠斑，是发生于面部的一种色素沉着性皮肤病。可因内分泌障碍，如在妊娠、月经不调期间，或患有卵巢、子宫疾病所致；也可由慢性中毒，如某些消耗性疾病，包括结核、癌、恶病质及慢性酒精中毒等所致。损害为黄褐色或咖啡色的斑片，形状不同，大小不等，边界明显，表面平滑，无鳞屑，无炎症，无自觉症状。常对称分布于面部，形成蝴蝶样。属于中医的“面尘”“黧黑斑”范畴。其基本病机为肝郁化热，气血失和或脾胃亏损，气血两虚，或肾阴不足，虚火上炎，致肌肤失养。

活血汤

【处方组成】丹参100克，毛冬青50克，当归、坤草各20克，红花、桃仁、泽兰、三棱、郁金各15克。

【用法用量】每日1剂，水煎，早晚各服1次。每次服药时加服蜈蚣粉5克。

【功效主治】活血化瘀，疏肝解郁。主治黄褐斑，症见面部有浅或深的褐斑，或伴皮肤甲错。

【加减】胁痛嗳气者，加香附、青皮；便秘者，加黄芩、大黄；全身倦怠者，加黄芪、党参。

病例验证

治疗黄褐斑患者14例，均在2个月后，面部褐斑由深变浅，3个月后11名患者面部光滑，褐斑消退，3名患者用药5个月后，褐斑消退。1年后随访，均无复发。

祛斑膏

【处方组成】天花粉、鸡蛋清各适量。

【用法用量】将天花粉研细，用鸡蛋清调匀成膏。用药前先用热水将脸洗净，并用热毛巾将面部皮肤捂热，将药膏于面斑上涂擦1层。每日午休和夜睡前各1次，起床后将药洗去，连用1～3个月。

【功效主治】祛斑，增白。主治面部黄褐斑。

病例验证

用此方治疗面斑200例，治愈85例，显效55例，有效37例，无效23例，总有效率为88.5%。

杏仁蛋清糊

【处方组成】杏仁、鸡蛋清、白酒各适量。

【用法用量】杏仁浸泡后去皮，捣烂如泥，加入蛋清调匀。每晚睡前涂搽，次晨用白酒洗去，直至斑退。

【功效主治】促进皮脂腺分泌，滋润皮肤。主治黄褐斑。

病例验证

用此方治疗黄褐斑36例，其中治愈12例，显效17例，有效5例，无效2例。

消斑汤

【处方组成】熟地黄18克，山药20克，茯苓、泽泻各15克，黄柏、菊花各12克，牡丹皮、山萸肉、枸杞子、陈皮各9克。

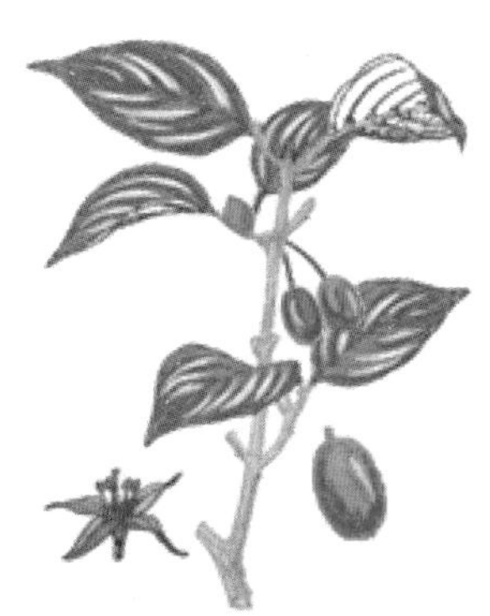

山茱萸

【用法用量】每日1剂，水煎服。

【功效主治】滋补肝肾，滋阴泻火。主治黄褐斑。

【加减】兼血虚者，加制首乌15克；兼血瘀者，加鸡血藤20克，红花12克；伴失眠者，加夜交藤30克，合欢花15克。

病例验证

此方治疗黄褐斑98例，痊愈46例，显效31例，好转18例，无效3例，总有效率为96.9%。

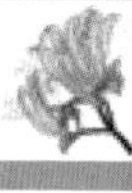

荨麻疹

荨麻疹是皮肤出现红赤色或白色的疹块，以突然发作，痒而不痛，时隐时现，消退不留任何痕迹为特征。“冷激性”荨麻疹多发生在秋冬寒凉之季，是最常见的荨麻疹。其发病特点是皮肤突然出现疹块，大小不一，此起彼消，瘙痒难忍。遇冷风、冷水或冷空气等刺激易发，得热则轻，疹块淡红或苍白，故多称“风疹块”，属风寒型荨麻疹。荨麻疹中医称为“瘾疹”，俗称“风疹块”。临床特点为突发性局部或全身大小不一的风团，瘙痒难忍。风团出现快，消退亦快，此起彼伏，退后不留任何痕迹。严重者可伴有恶心、呕吐、腹痛、腹泻、胸闷心烦、面色苍白、四肢不温、呼吸急促等全身症状。根据发病时间的长短，一般把起病急，病程在3个月以内者称为急性荨麻疹；风团反复发作超过3个月以上者称为慢性荨麻疹。中医学认为，风、寒、热、虫、气血不足等均可引发此病。

首乌当归饮

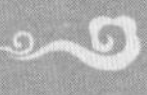

【处方组成】制首乌30克，当归、白芍、白及、地龙干各10克，路路通、生地黄各15克，川芎、乌药、荆芥、防风各6克，甘草5克。

【用法用量】先把上药用水浸泡30分钟，再煎30分钟，每剂煎2次，将2次煎出的药液混合。每天1剂，早晚各服1煎。15日为1个疗程。

【功效主治】养血活血，祛风止痒。用治荨麻疹。

病例验证

柯某，男，50岁。患荨麻疹8年，曾用过多种中西药均未能根治，近半年来，反复发作。每次持续10余日，最短5天，最长30天，瘙痒痛苦难言。嘱服上方24剂，至今10年未再复发，病症告愈。

赤豆枳术饮

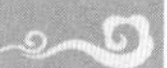

【处方组成】赤小豆、茯苓皮、冬瓜皮各12克，炒枳壳、炒白术、赤芍、蝉蜕、防风各6克，荆芥3克。

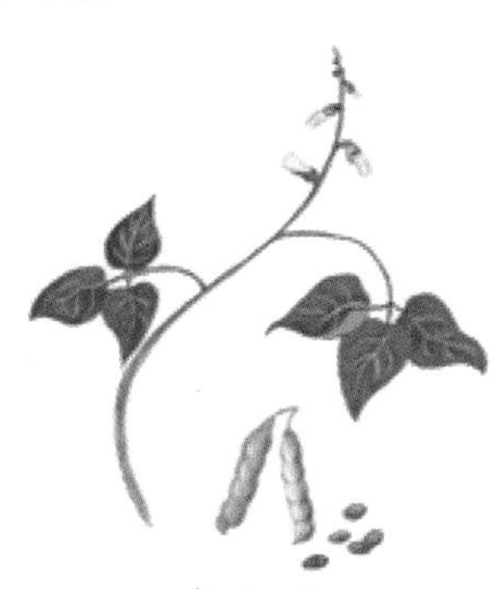

赤小豆

【用法用量】每日1剂，水煎服。

【功效主治】清热化湿，疏风止痒。用治丘疹性荨麻疹。

【加减】剧痒者，加地肤子3～6克，苍耳子1.5～3克；合并感染者，加金银花、绿豆壳各9～12克。一般外搽15%百部酊(百部15克，薄荷脑1克，75%酒精100毫升，浸泡5～7天后滤液备用)，合并感染者外涂地虎散(炒地榆、虎杖各等份，研细末，植物油按25%的浓度调成)。

病例验证

用此方治疗丘疹性荨麻疹56例，痊愈53例，有效3例，总有效率为100%。

红薯藤汤

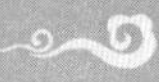

【处方组成】红薯藤(干品)50克，红糖适量。

【用法用量】将上药水煎，加红糖饮服，1日1剂。3～5剂为1个疗程。

【功效主治】荨麻疹。

病例验证

许某，女，30岁。全身皮肤瘙痒2年余，晨起为甚。曾用抗过敏药、激素及中药，均无效。遂按上方采用红薯藤治疗，2剂痒止，5剂疹消。随访2年，未见复发。

白癜风

白癜风又称白驳风、白癜、斑白，是一种后天性的局限性皮肤色素脱失症。常因皮肤色素消失而发生大小不等的白色斑片，好发于颜面和四肢，常无自觉症状。白斑部皮肤正常，只有对称性的大小不等的色素脱失。白癜风周边常可见黑色素增多现象，皮损大小、形状、数目因人而异，可发生于人体表皮任何部位。此病少数可自愈，多数发展到一定程度后长期存在，只影响容貌，不影响身体健康，可用染色剂遮盖，一般可不予治疗。其基本病机为气血失和，或精血不足，致皮毛失去濡养。

首乌女贞子汤

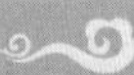

【处方组成】何首乌25克，白蒺藜、黑芝麻、女贞子、沙苑子各15克，苏木、茺蔚子、赤芍、蝉蜕各10克，红枣6枚。

【用法用量】将上药水煎分2～3次服，每日1剂；10剂为1个疗程，间隔2～3日后，再行下1个疗程。白斑局部可配合日光浴，每次15～20分钟，每日2～3次，或者多做户外活动，使白斑处多接触日光照射，但要避免强光暴晒。

【功效主治】白癜风。

病例验证

用此方治疗白癜风患者68例，其中痊愈45例，好转20例，无效3例。治愈的45例中，1个疗程治愈者16例，2个疗程治愈者18例，3个疗程治愈者11例。治疗过程中，未见不良反应发生。

如意黑白散

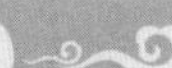

【处方组成】旱莲草90克，

白芷、何首乌、沙苑子、刺蒺藜各60克，紫草45克，重楼、紫丹参、苦参各30克，苍术24克。

【用法用量】上药研细末，收贮勿泄气。每日服3次，每次服6克，开水送下。

【功效主治】祛风活血，除湿清热，补益肝肾。主治白癜风。

病例验证

李某，女，29岁。患者颈项、面部、臀骶、肩臂等皮肤均有边界清楚、大小不等的圆形白斑，并且逐渐发展。两年来，曾多方求医，较长时期服过复合维生素B、烟酸，外擦0.5%升汞酒精，亦经中医治疗，未效。诊见面部及颈项皮肤除有片状白斑外，尚呈现白色小斑点，散布于胸腹等部，受侵患处白斑内毛发色亦变白，其他无异常。用方如意黑白散，另用肉桂30克，补骨脂90克，水、酒各半，浸泡1周。温水沐浴后，外擦患处。共服散剂2料，外擦1料，痊愈。

桑枝蜂蜜汤

【处方组成】鲜桑枝1500克，益母草、桑葚子各500克，何首乌、生地黄、白蒺藜、补骨脂、玄参各250克。

【用法用量】上药煎熬，去渣，浓缩成1000毫升，加入蜂蜜500克，收成1200毫升。每日服3次，每次20～30毫升。一般连服上方2料即可见效，如未愈，可继服3～4料。

【功效主治】白癜风。

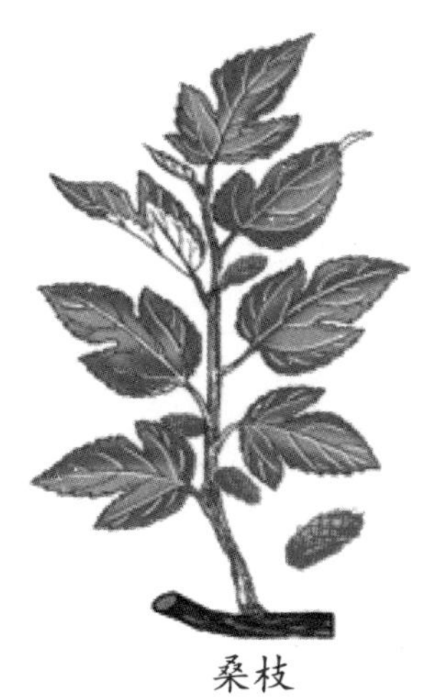

桑枝

病例验证

鲁某，女，38岁。于右侧头面部遍布白斑，经多方医治无效。处以上方，连服2料后，白斑基本消退，仅遗右额角豆大一点未能消退，随访5年余，未曾复发或增大。

皮肤瘙痒症

皮肤瘙痒症是指皮肤无原发性损害，只有瘙痒及因瘙痒而引起的继发性损害的一种皮肤病。本病好发于老年人及成年人，多见于冬季。根据临床表现，可分全身性皮肤瘙痒症和局限性皮肤瘙痒症两种。前者周身皆可发痒，部位不定，此起彼伏，常为阵发性，以夜间为重。患者因痒而搔抓不止，皮肤常有抓痕、血痂、色素沉着等；后者瘙痒仅局限于某一部位，常见于肛门、外阴、头部、腿部、掌部等。本病属中医“风瘙痒”“痒风”等范畴。

川芎桂枝汤

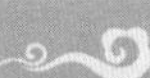

【处方组成】川芎15克，桂枝、白芍、红枣、生姜、蝉蜕、炙甘草各10克，肉桂6克，蜈蚣(研冲)1条。

【用法用量】每日1剂，水煎，分2次服。

【功效主治】扶正祛邪，调和气血。主治全身性皮肤瘙痒症，风寒证。

病例验证

马某，女，58岁。皮肤瘙痒1年，睡前及晨起时为甚，白天稍有风冷也多次发作。初诊：全身皮肤游走性瘙痒，抓之局部潮红，随后起小红丘疹。平素怯冷，舌淡红、苔薄白，脉缓。此乃病之正气不足，腠理空虚，营卫失调。用上方连服6剂，瘙痒面积缩小，时间缩短。后改散剂，连服半月而愈。随访2个月未复发。

槐花茜草汤

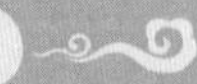

【处方组成】槐花、茜草、牡丹皮、紫草各20克，金银花、重楼、白鲜皮各15克，甘草10克。

【用法用量】每日1剂，水煎3次，前2煎分2次服，第3煎待温

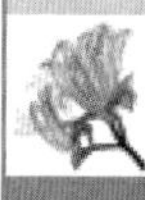

后外洗。

【功效主治】清热解毒，凉血活血，祛瘀透疹。主治全身性皮肤瘙痒症，风热证。

病例验证

申某，男，50岁。皮肤瘙痒2年。3天前无明显诱因而全身起针尖大小红点，痒甚。伴头昏心烦、眠差、口干、小便赤短。舌质深红，苔少，脉细滑。予上方加重紫草、茜草、丹皮用量，再加白茅根30克。连服3剂，即告痊愈。

木香止痒汤

【处方组成】木香10克，炒枣仁20克，陈皮、大腹皮、地肤子、带皮茯苓、苦参、白鲜皮、防风、荆芥各9克，浮萍6克。

【用法用量】每日1剂，水煎服。

【功效主治】行气安神，散风利湿。主治各种顽固性皮肤瘙痒症。

病例验证

用此方治疗患者29例，其中治愈23例，好转5例，无效1例，总有效率为96.5%。

首乌牡蛎汤

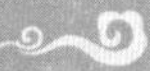

【处方组成】制首乌、生龙骨（先煎）、生牡蛎（先煎）各20克，龙眼肉、茯神、炒枣仁、当归、秦艽各10克，蝉蜕、胡麻仁各8克，红枣4枚，炙甘草5克。

【用法用量】水煎，每日1剂，分2次服。

【功效主治】皮肤瘙痒症。

病例验证

用此方治疗皮肤瘙痒症患者61例，经用药3～8剂，均获治愈。